主　编：谢英彪　侯　俊　于照峰
副主编：陈向东　杨鹏程　张工彧　林　朴
编　委：于思强　叶　亮　汪季直　陈永真
朱永华　唐莉莉　徐大可　朱　萍
谢　勇　王　燕　余　乐　姚志军

药茶与健康

YAOCHA
YU
JIANKANG

时代出版
时代出版传媒股份有限公司
安徽科学技术出版社

图书在版编目(CIP)数据

药茶与健康 / 谢英彪,侯俊,于照峰主编. --合肥:安徽科学技术出版社,2019.7(2025.6重印)
ISBN 978-7-5337-7972-6

Ⅰ.①药… Ⅱ.①谢…②侯…③于… Ⅲ.①茶剂-验方 Ⅳ.①R289.5

中国版本图书馆CIP数据核字(2019)第121966号

药茶与健康 主编 谢英彪 侯 俊 于照峰

出 版 人:王筱文 选题策划:徐浩瀚 吴文智
责任编辑:聂媛媛 王 霄 责任校对:戚革惠 王一帆
责任印制:廖小青 装帧设计:王 艳
出版发行:安徽科学技术出版社 http://www.ahstp.net
(合肥市政务文化新区翡翠路1118号出版传媒广场,邮编:230071)
电话:(0551)63533330
印 制:河北晔盛亚印刷有限公司 电话:15811513201
(如发现印装质量问题,影响阅读,请与印刷厂商联系调换)

开本:710×1010 1/16 印张:15 字数:280千
版次:2019年7月第1版 2025年6月第2次印刷

ISBN 978-7-5337-7972-6 定价:75.00元

前　言

茶叶与咖啡、可可被公认为世界上三大天然饮料，而茶叶的运用最为广泛。目前，世界上有60个国家产茶，160多个国家的20亿人饮茶。我国是茶树的故乡，是世界上发现和饮用茶叶最早的国家。我国的茶文化有数千年的历史，源远流长的中国茶文化堪称“国粹”。茶叶作为药用，最早可以追溯到史前神农时代，有“神农尝百草，日遇七十二毒，得荼（“荼”为“茶”字的古体）而解之”的说法。在漫长的历史发展过程中，茶叶逐步由药用、食用演变为饮用，2000多年前，饮茶的习惯便开始流传到我国大部分地区。

药茶是将中药（尤其是花、草、茎、叶类的中药）单味或复方，或与茶叶配用，或与食物配伍，或与单纯中药材配伍，采用冲泡或煎煮取汁的方法，以药代茶，频频饮用的一种用于养生保健和防病治病的剂型，是“中华文化宝库”中的一朵奇葩。早在唐代的中医药书籍中便有大量关于药茶的文字记载，其在临床上可用于多种病证的治疗。首先，药茶可以不掺入茶叶，对于不需要使用茶叶或不适宜使用茶叶的病证，扩大了药物选择的范围。其次，处方虽然由几种或多种药物组成，但是剂型是茶剂，患者饮用方便。随着中药颗粒剂这一中药新剂型的诞生，更为制作药茶速溶剂提供了极大的方便。经笔者多年的实践运用，发现其收效更为便捷，药茶也越来越多地受到需要养生保健人士的青睐，受到需要治病康复的患者的欢迎。

本书由具有数十年临床经验的中医药专家执笔，由江苏省非物质文化遗产项目“张简斋中医温病医术”代表性传承人及其弟子集体撰写，分为基础知识篇、养生保健篇、疾病治疗篇，介绍了养颜美容类药茶，健身减肥类药茶，健脑益智类药茶，解酒醒酒类药茶，排毒解毒类药茶，以及针对人体呼吸系统、消化系统、循环系统、血液系统、泌尿系统、内分泌代谢系统、骨骼系统、神经及精神系统的近20余种常见病的药茶验方600余个。每款药茶分别从原料、制作、用法、功效四个方面逐一介绍，完全可以照谱制作和服用。全部药茶方均为作者反复验证的经验方，具有取材方便、价格低廉、制作简便、配伍精良、安全有效等特点，可以确保疗效。

南医堂品牌作为非物质文化遗产“张简斋国医医术”传承转化项目，一直致力于将张氏非遗文化推向全国，乃至全世界，为中国中医药文化的复兴添砖加瓦，特此致谢！

愿《药茶与健康》一书能成为您和家人的良师益友，并为您的健康保驾护航！

作　者

2019年3月28日

目　录

疾病治疗篇

基础知识篇

JICHU
ZHISHI PIAN

一、茶与茶文化

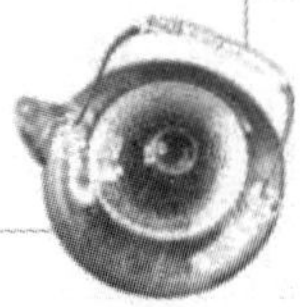

茶叶，又称茶、茗等，为山茶科常绿灌木或乔木茶树之叶。茶，作为人们日常生活中的大众饮品，举世共知，并有“国饮”之誉。茶树原产于我国的青藏高原，公元前1世纪初期，茶叶在四川成都一带就作为日常商品流传到日本。公元8世纪，蒙古人把自己的名马赶到中原来换取茶叶。

根据史籍记载，我国茶叶生产工艺的发展和饮茶风尚的形成，经历了漫长的岁月。古代曾流传有“神农与茶”的动人故事：大约在公元前2730年，人们生吃野果和花草，哪些有毒不能吃，哪些无毒能吃，无法分辨，经常有人误食有毒的东西而生病，甚至死亡。有位叫神农的人，为了解救黎民百姓于水火，亲自尝百草，他发现一种长在树上的碧色嫩叶，泡在沸水中清香沁人，入口后，好似在肚子里检查什么，把肠胃清洗得干干净净，他把这种绿叶叫作“查”，后人改称其为“荼”，后发展为“茶”。神农在尝百草过程中，每天要中毒数次，每次都靠茶叶来解救，所以又有“神农尝百草，日遇七十二毒，得荼而解之”的传说。由此可见，我国人民发现茶可以作为饮品，至今已有4000多年的历史了。值得一提的是，唐代学者陆羽撰写了我国第一部也是世界上第一部茶叶专著《茶经》，系统地记述了唐代以前的种茶、制茶、煮茶及饮茶史，后人把陆羽尊称为“茶圣”“茶神”。历代的医家、文人，对茶叶更是称赞不已，从华佗的《食论》到李时珍的《本草纲目》，都有关于茶和茶叶的记载。明代李时珍提出：“茶苦而寒……最能降火，火为百病，火降则上清矣。”诗人李白在《答族侄僧中孚赠玉泉仙人掌茶并序》中说：“玉泉寺，其水边处处有茗草。”“玉泉真公常采而饮之，年八十余岁，颜色如桃花。”提示饮茶有抗老防衰作用。诗人陆游在《喜得建茶》诗中写道：“雪霏庾岭红丝磑，乳泛闽溪绿地材。舌本常留甘尽日，鼻端无复鼾如雷。”说明茶能健脑提神。民间的谚语说得好：“开门七件事，柴米油盐酱醋茶。”在新疆、青海、甘肃一带以肉食为主的地方，有“宁断三天粮，不缺一顿茶”的民谣，充分说明了茶已根植于人们的生活之中。有资料记载，我国的饮茶风尚在公元 729 年传入日本，公元 1600 年传入俄国，公元 1636 年传入法国，公元 1684 年传入印度尼西亚。日本人称茶是“原子时代的最佳饮料”，英国人视茶为“康乐饮料之王”，法国人赞美普洱茶是“瘦身健美茶”。现在，茶已被列为世界“三大饮料”之一，不仅为中国人喜爱，也是最受欢迎的一种世界性保健饮料。

茶叶因加工方式不同可分为很多种类，我国是世界上茶叶种类最丰富的国家。茶叶基本分为六种，即绿茶、红茶、乌龙茶、黑茶、白茶、黄茶。绿茶是历史最悠久的茶类，也是我国生产和国内消费最多的茶类，因其加工过程中不经发酵，所以保持了清汤绿叶的特征，相较其他茶叶来说，其所含的茶多酚以及维生素等物质保存得最多，碧螺春、龙井、雨花茶、毛尖、炒青都属绿茶类。红茶是明清时期产生的茶类，是目前世界上流行最广的茶类，占世界茶叶贸易量的 80%以上，欧美国家以饮用红茶为主，其在加工中经完全发酵，茶多酚被氧化为呈红色和黄色的产物，具有了红汤红叶的特征，同时也散发出鲜茶叶所不具有的芳香，我国的祁门红茶、云南红茶，印度大吉岭红茶，斯里兰卡高地红茶都是世界著名的红茶。乌龙茶是发源于福建省的半发酵茶，其典型特征是绿叶红边，具有馥郁的花香，福建的安溪铁观音、大红袍，广东的凤凰水仙，台湾的冻顶乌龙都属这一类茶。黑茶是另一类重发酵的茶类，因原料粗老，发酵时间长，叶色油黑或黑褐，所以称黑茶，主要供少数民族饮用。普洱茶是特种黑茶，香味以陈香为好，在我国港澳地区、东南亚有广泛的市场。白茶和黄茶都属发酵程度较轻的半发酵茶，产量较低，消费群体较小。六种基本茶类因加工工艺、产地、形态不同又可细分为几百种茶产品。基本茶类经再加工还可以生产出多种其他茶类，如用茉莉花、代代花、白兰花、桂花等与绿茶、红茶、乌龙茶窨制成花茶；茶叶经蒸压可以加工成砖茶、沱茶、饼茶；茶叶经萃取可以制成浓缩茶、速溶茶；茶叶经过超微粉碎可以加工成粉茶、抹茶……茶叶的种类是丰富多彩的，不同嗜好的人都可以挑选到适合自己口味的香茶美饮。

二、茶的养生保健与治疗功效

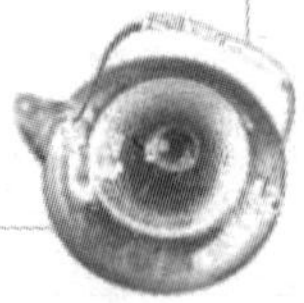

茶为世界上公认的优良饮料之一，这已成为人们的共识。根据历代中医药书籍记载和人们的实践证明，它不但有多种养生保健功能，还能治疗多种疾病，所以历来有“茶为各病之药”的说法。

茶叶含有人体所必需的蛋白质、氨基酸、脂肪、矿物质和维生素等。特别值得一提的是，茶叶中含有十多种维生素。100 克普通茶叶中，维生素 C 含量可高达 180 毫克，仅次于酸枣和红枣，高于一般的蔬菜、水果；B 族维生素和维生素 D、维生素 E、维生素 K 以及维生素 P 等维生素的含量也相当丰富；茶叶含有钾、钠、磷、钙、镁、铁等矿物质，所含的微量元素氟、锰、钼、锌、硒、锗也较多。19 世纪以来，人们不断对茶叶进行分析，发现茶叶含有近 400 种化学成分。茶叶中主要含有咖啡因和鞣酸以及少量茶碱、可可碱和黄嘌呤。春季嫩茶的咖啡因含量较高，红茶中比绿茶稍多些：1 杯红茶约含有 100 毫克，1 杯绿茶含 70 毫克。鞣酸又叫茶鞣酸，红茶含 5%～6%，绿茶含10%～24%，在茶中以与咖啡因的结合形式存在。茶叶中的挥发油，是茶叶香气的来源。

（一）药茶的中医功效

① 提神醒脑

我国的茶叶品种繁多，归纳起来有五大类：一是红茶，为发酵茶，性偏温，善于暖胃；二是绿茶，未经发酵，微苦、寒，可以止痢；三是乌龙茶，属半红半绿茶，气香味醇，长于减肥瘦身；四是花茶，加花坯加工而成，气芳香，能舒气，擅长止渴；五是紧压茶（如茶砖、沱茶），偏苦涩，善于除腻、消脂、解腥秽。可按照地区习惯和需要，分别选用。人们在头昏脑涨、工作疲惫的时候，喝一杯清茶，顿觉神清气爽。茶叶中的生物碱主要是咖啡因，能兴奋高级中枢神经，增强大脑皮质的兴奋过程，使精神兴奋，思想活跃，思维敏捷，疲劳消除，工作效率提高。

② 清头明目

经常饮茶能够清利头目，达到使人神清气爽、目明耳聪的功效。古代名医张洁古认为：茶能“清头目”。《本草纲目》说：“茶苦而寒，最能降火……火降则上（头目）清矣。”饮茶防治肝火上亢引起的头晕、头痛、目花。茶叶中含有许多与视力有关的营养成分，如维生素 A 原（胡萝卜素）、维生素 B_1、维生素 B_2、维生素 C 等，都是保持视力正常不可缺少的营养物质。维生素是维持眼底视网膜健康的重要营养物质，如缺乏维生素 A 可引起夜间视力障碍，发生夜盲症。维生素 B_1 是维持营养神经（包括视神经）功能的营养物质，如缺乏可引发视力模糊。维生素 B_2 在代谢过程中，对眼部上皮细胞组织的营养供应起着影响作用，所以维生素 B_2 缺乏也会影响视力。维生素 C 是眼内晶体的必需营养物质，保证足量的维生素 C 供给也是维持正常视力的重要因素，所以，茶能清头目是多种成分综合作用的结果，如饮茶能利尿清热降火，也是防治眼病、保护视力的一个重要因素。

③ 清暑解渴

防暑降温、清暑解渴的饮料虽然品种繁多，但是仍以热的淡茶为首选饮料。茶的优点是，饮后爽口，随之“除烦止渴，解腻清神”（《日用本草》），不像其他含糖饮料喝后有口中黏腻之感。饮茶能消暑解渴，这是老百姓实践的经验所得。古代医家强调茶“食之宜热，冷即聚痰”（《本草拾遗》），饮热茶为什么能解暑热？因为茶中的许多成分只有在沸水中才能得到充分溶出，且饮热茶可以促进茶中的芳香油、咖啡因等成分尽快发挥作用，扩张血管，开放汗腺，使身体微微汗出，散发体内的热量，从而达到降低体温和消暑的目的。加之热茶饮后能增加尿量，促进小便排泄，自然有一部分热量会随着小便排泄出体外。发汗、排尿使体温得到降低，躁热之感也随之缓解。因茶中的芳香油和咖啡因等成分能松弛胃肠平滑肌，缓解胃肠痉挛，所以饮茶也能治疗因暑热引起的腹部不适。

④ 调脂减肥

调脂减肥的方法很多，其中以饮茶减肥最为有效，也最为简便易行。当今的许多调脂减肥茶，尽管多用几种天然植物、药物组合加工而成，但是均以茶叶为基质，以茶叶为主体。《本草求真》说：“茶味甘、性寒，故能入肺清痰利水，入心清热解毒，是以垢腻能涤，炙后能解……”根据茶叶所含的有效成分来看，调脂减肥宜用乌龙茶为佳。乌龙茶所含的多种成分，具有综合功能，可以起到良好的调脂减肥作用，并可延缓动脉硬化，防治冠心病。茶叶中含有大量的茶多酚、黄酮类槲皮素及多种维生素，尤其含有大量维生素 C。茶多酚能溶解脂肪，黄酮类槲皮素能帮助降低血胆固醇，维生素 C 能帮助利尿、促进胆固醇排泄，其他维生素不仅能改善体内代谢，而且亦有助于防治血管硬化。其次，绿茶中的叶绿素，进入人体后，能破坏食物中的胆固醇，阻碍胆固醇消化吸收，从而达到降低体内的胆固醇含量的功效。

⑤ 下气消食

人们往往在鱼肉荤食之后，需要泡一杯茶来慢慢饮用。民间认为茶能助消化、解油腻、除宿食。《唐本草》说："茶叶甘苦，微寒无毒，去痰热，消宿食，利小便。"并有"下气消食"之说。饮茶为什么能"下气消食"？《本草经疏》认为："下气消食者，苦能下泄，故气下火降，而兼涤肠胃，则食自消矣。"《本草求真》认为"茶是以垢腻能涤，凡一切食积不化，服之皆能有效"。现代药理研究表明，茶叶中的咖啡因能刺激胃液分泌，增进食欲，促进胃的消化功能。茶叶中所含的 B 族维生素及芳香油，是开胃进食、帮助消化的有效物质，对食欲不振者有醒胃、开胃的作用，对饮食积滞者有疏导下行的功效。若饮用红茶，因红茶经过发酵，其中含有酵母菌类，则更有助于食物的消化。

⑥ 止泻止痢

肠炎和痢疾是夏秋季肠道传染病，治疗药物虽然颇多，但以饮食疗法最为简便，患者也乐于接受。有人对饮茶止泻止痢的效果进行观察，发现饮茶对轻度的急性肠炎、对轻型痢疾初起确有疗效。《日用本草》说："茶炒煎饮，治热毒赤白痢。"《随息居饮食谱》在此基础上又扩大了应用范围，指出："凡暑秽痧气腹痛、霍乱、痢疾等证初起，(茶)饮之辄愈。"这里所说的痧气、霍乱，类似夏季急性肠炎，而并非真霍乱，二者与痢疾同属肠道病，故可饮浓茶治疗。

现代药理研究证实,茶叶煎剂或浸剂,对痢疾杆菌具有抗菌作用,其抑菌效果与黄连不相上下。一般而言,绿茶的抗菌效能大于红茶。茶叶抑菌是茶叶多种成分的综合效能,当然其中所含茶多酚、鞣质在抑菌中起着主要作用,且鞣质对肠黏膜还具有收敛止泻作用。不论痢疾或肠炎,患者由于腹泻而都有不同程度的脱水,饮用大量的浓茶,不仅可以补充水分,其中所含的多种矿物质离子,还可以纠正体内的电解质平衡,所以用茶来止泻止痢是有一定道理的。

(二)药茶的西医疗效

(1)茶能抗动脉硬化。茶叶所含的茶色素有明显的对抗动脉粥样硬化形成的作用,还可促进纤维溶解和降低血小板黏附率;茶叶中的芳香物质能溶解脂肪,解除油腻,帮助消化,促进吸收,因此,经常饮茶对预防心脑血管病、高血压病、减肥健美均有益处。

(2)茶能抗辐射。茶叶中的鞣质、咖啡因、茶碱和维生素C等,能防放射污染、抗辐射,尤其对放疗引起的白细胞减少症有防治效果。日本广岛原子弹爆炸后,凡有长期饮茶习惯的人,不仅存活率高,而且在遭受辐射损伤后,愈后也要比没有饮茶习惯的人好得多,难怪日本人称茶为"原子时代的饮料"。

(3)茶能抗癌防癌。茶叶中的茶多酚可以使致癌物失去活性,可以阻断亚硝化作用过程,对癌细胞有抑制作用,对防治癌症有一定效果。

(4)茶能杀灭细菌。茶叶含的单宁酸,能使细菌的蛋白质变性,从而失去活动的能力。研究证实,茶叶浸剂或煎剂对各型痢疾杆菌、沙门菌、金黄色葡萄球菌、乙型溶血性链球菌、白喉杆菌、炭疽杆菌、枯草杆菌和绿脓杆菌均有抑制作用。

(5)茶能抗衰老。引起机体衰老的原因是促成脂质过氧化发生的自由基在兴风作浪。茶叶中的维生素C、维生素E和多酚类化学物质都能清除自由基,使细胞正常地生长发育。茶叶中所含的鞣质,具有类似维生素P一样的作用,它与维生素协同起来,可促进结缔组织细胞间质的合成,抑制透明质酸酶和纤维素溶解酶，保持细胞间质的完整。

(6)茶能防治糖尿病。日本宫山大学药物学教授森田直贤的研究表明，茶叶中所含的多糖类物质，可降低血糖，去除血中过多的糖分，因此，适当饮茶对糖尿病具有一定的治疗作用。

除上述六种作用以外，茶叶还具有醒脑提神、强心利尿、防止口臭、预防龋齿等作用，所以民间有“宁可三日无粮，不可一日无茶”之说，茶叶的重要保健作用由此可见一斑。

三、饮茶的禁忌与科学泡茶

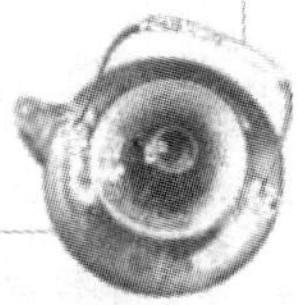

茶叶毕竟不同于白开水，并非人人皆宜、时时可饮、多多益善，不合理、不适当地饮茶有时会适得其反，故须加以注意。

(1)凡发热、神经衰弱、消化性溃疡、便秘者以及孕产妇、儿童皆不宜饮茶，尤其忌饮浓茶。茶碱可使发热患者心跳频率加快，加重心脏负担。茶叶的鞣酸具有收敛作用，不利于体表邪气外散和药物的发汗作用。茶能醒脑提神，可加重神经衰弱者失眠症状。茶中的咖啡因能刺激胃液分泌，影响溃疡的愈合，加重胃痛。鞣酸具有很强的收敛作用，会抑制胃肠道消化液的分泌和肠的蠕动功能，加重便秘症状。茶中鞣酸能与食物中的铁结合成为不溶性沉淀物，导致孕产妇缺铁性贫血的发生，影响胎儿或婴儿的生长发育。鞣酸除可与铁结合外，还可与钙、锌等元素结合成人体无法吸收的化合物，影响儿童的健康成长。

(2)早晨空腹不宜饮浓茶。空腹饮茶会引起尿频、心悸等不适，并对胃肠有一定的刺激作用。

(3)饭前不宜饮茶。饭前饮茶会冲淡胃液，降低食欲，影响食物的消化吸收。

(4)睡前不宜饮茶。睡前饮茶，可兴奋中枢神经，导致失眠。

(5)饮茶不宜过量。过多的饮茶，入水量太多，会加重心脏和肾脏负担，使心跳加速，小便频数，甚则出现“醉茶”现象，如恶心、不思饮食、头昏等。

(6)隔夜茶不宜饮。隔夜茶或放置过久的茶，鞣酸浸出比较多，对消化不利，有人甚至认为可合成亚硝胺类的二级胺，反而有致癌之虞，故不宜饮用。

饮茶讲究色香味，从保健的角度来讲，还需要尽量保存茶叶的有效成分。好茶必须用好水和好的茶具，一般而言，水要求用钙、镁等物质含量低的软水，大多数城市的自来水煮沸后，就能满足要求。不同的茶叶用不同的茶具，绿茶、黄茶、白茶用无色玻璃杯，花茶、红茶用有盖瓷杯，乌龙茶、普洱茶用紫砂壶，而不宜用保温杯。因为保温杯泡茶，茶水较长时间保持高温，茶叶中一部分芳香油逸走，使香味减少，且因鞣酸和茶碱浸出过多而变得苦涩难饮。泡茶的方法更加重要，科学泡茶有三要素：一是茶叶与水的比例，二是水的温度，三是冲泡时间和次数。不同的茶叶三要素方式也不同。一般红茶、绿茶用茶叶 3 克左右，加水150～200 毫升，最好分步加水，也就是把茶叶放入杯中，先加三分之一的开水(高档细嫩的绿茶如碧螺春、雨花茶需将沸水温度降低至 80℃左右)，2～3 分钟后再加开水至150～200 毫升，2 分钟以后即可饮用。当茶水剩三分之一时加水泡第二次，一般冲泡 3 次，茶叶中的可溶性有效成分茶多酚、氨基酸、咖啡因等 90％以上都泡出后，应将茶渣倒弃。乌龙茶、普洱茶一般用茶叶6～10 克，冲泡前先用沸水温烫茶壶，再放入茶叶，加水 200 毫升左右。乌龙茶每次冲泡的时间较短，冲泡次数可以多一些，第一次冲泡 1 分钟后就可以将茶水倒至配套的小杯中饮用，第二次冲泡 1 分半钟，第三次冲泡 2 分钟，第四次冲泡 2 分半钟，时间随次数而增加，可以保持前后每一次茶汤浓度一致。并应少量频饮，而不宜将一杯茶水一下喝光，再加水冲泡，这样会使茶迅速变淡，品茗情趣骤减。

四、药茶的种类与剂型

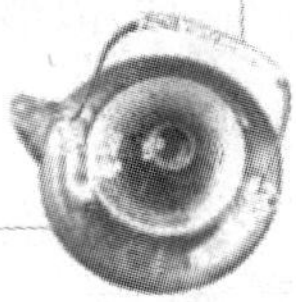

1 药茶的种类

(1)按方剂构成，分为单方药茶、复方药茶。

(2)按有无茶叶，分为含茶药茶、无茶药茶。

(3)按剂型，分为药茶、药露、速溶茶。

(4)按入药部位，分为花类药茶、叶类药茶、茎类药茶、皮类药茶等。

(5)按饮用季节，分为春季药茶、夏季药茶、秋季药茶、冬季药茶。

(6)按温度，分为热药茶、温药茶、凉茶。

(7)按应用功效，分为保健茶、益胃茶、减肥茶、健美茶、降压茶、去脂茶、活血茶等。

2 药茶的剂型

(1)冲泡剂:将药茶配方中的成分直接放入杯中,用沸水冲泡,加盖闷10分钟即可直接饮用。如笔者临床研制运用的"二花砂仁茶",就是将玫瑰花5克、合欢花5克、砂仁3克一同放入有盖杯中,用沸水冲泡,加盖闷3分钟即成。每日1剂,当茶频频饮用,一般可连续冲泡3～5次,具疏肝理气、和胃消食功效,临床适用于肝胃不和型消化性溃疡和慢性胃炎,每有效验。值得一提的是,玫瑰花、合欢花、砂仁均含挥发油,不耐久煎,改以茶剂冲泡,可提高理气和胃功效。本方即为无茶叶类冲泡剂型药茶,对肝胃不和型各类胃病有较好的疗效。限于篇幅,在以下药茶剂型介绍中,不再以实例剖析赘述。

(2)煎煮剂:将药茶配方中的成分先用冷水浸泡30分钟,然后放入砂锅中煎煮15～30分钟,去渣取汁,倒入杯中,趁热代茶饮用。

(3)散形茶:将茶叶和药物,或药物粉末,混合均匀后分成若干份,每次取1份放入杯中冲泡或放入锅中加水煎煮后,取汁饮用。

(4)袋泡茶:将药茶原料粉碎成粗末,或将药茶原料中一部分提取浓煎汁,另一部分粉碎成细末,混合后烘干成颗粒状,按每次剂量分装入特制的绵纸袋中,将绵纸袋放入杯中,用沸水冲泡后即可饮用。

(5)块形茶:将茶叶和药物粉碎成粗末,混合均匀后,以药量的10%～20%的神曲或面粉为糊做黏合剂,加入到药粉中,搅拌成颗粒,以手捏成团,并以触之能散为度,或用模具压制成小方块,低温干燥,使含水量降至3%以下即成。

(6)速溶茶:笔者近几年来,运用江阴天江生产的中药配方颗粒剂,根据辨证施治的原则,选用颗粒剂配方,放入杯中,用沸水冲泡,使之溶化成速溶茶,收效满意。此中药配方颗粒剂已于2011年获国家科技进步二等奖。

五、药茶的服法与禁忌

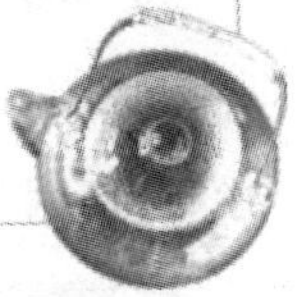

① 药茶的服用方法

(1)冲泡：含茶叶的药茶可放入瓷杯或陶杯中，用沸水冲泡，加盖闷10分钟，趁热多次饮用；不含茶叶的药茶可放入保温杯或瓷杯、陶杯中，用沸水冲泡，加盖闷15分钟，趁热多次饮用，一般可连续冲泡3～5次。此法对花类益胃茶、叶类健胃茶及含挥发油成分的和胃理气茶尤为适宜。

(2)煎汁：将药茶配方中的饮片放入锅中，加水适量，先用大火煮沸，再改用小火煎煮15～20分钟，去渣取汁，放入杯中多次代茶饮用。此法对药茶配方成分较多，或者药茶中所含药物需要煎煮才能浸出有效成分者尤为适宜。

(3)调服：一是将茶叶或药茶配方中的药物研成细粉，用其他药物处方的煎汤调服；二是将不含茶叶的药物研成细粉，再用茶汁调服。

(4)和服：在冲泡或煎汁的药茶汁液中加入蜂蜜、白糖、红糖、姜汁、水果汁等，一并饮用。

(5)含服：将药茶汁先含在口中片刻，再慢慢咽下，或漱口片刻，再咽下。此法对胃病合并咽喉炎、牙周炎、口腔溃疡者尤为适宜。

(6)热服：将药茶汁趁热、趁温饮用，但不宜烫饮。大多数药茶均适宜热服。胃寒型胃病患者，切忌冷服或凉服药茶。

(7)凉服：将药茶汁放置变凉后饮用。此法对胃热型胃痛及暑热患者较适宜，但是须注意，药茶汁也不宜放置过久，即待其稍凉后饮用尤为适宜。

(8)顿服：将药茶汁一次饮完。

(9)分服：将药茶汁分早、晚2次，或早、中、晚3次，或间隔片刻后多次分服。

(10)嚼服：将药茶汁饮完后，把茶叶及药茶中的红枣、生姜、橘皮等药食两用之品及人参、西洋参、冬虫夏草等名贵药材嚼食咽下。

除口服外，药茶还可通过外搽、外洗、外涂、灌肠、泡脚、药浴等方法使用。

2 服用药茶的禁忌

(1)忌用霉变的茶叶和药材制作药茶。茶叶和多数中药材均有喜燥怕潮湿的特点，容易受潮变霉。变质霉变的药茶饮用后对健康有害，并有致癌的危险，所以在家庭自制药茶时，应把好质量关，忌用已经开始霉变的茶叶和药材。

(2)忌用有异味的茶叶和药材。茶叶和某些花类、叶类的药材如保管存放时与香皂、樟脑丸等物混放一处，极易吸收其异味，饮用后不仅影响口感，对身体健康也不利；盛装茶叶和药材的容器也应清洗干净，不能有异味。已有异味的茶叶和药材便不能用于制作药茶。

(3)制好的茶应妥善保管。对调配好的药茶原料及散形茶、块形茶、袋泡茶应注意防潮保存，贮存在低温干燥处，切忌发霉变质。每次制作药茶的数量不宜过多，以免变质，尤其是黄梅季节，应将制作好的散形茶、块形茶、袋泡茶放在瓷罐中，加防潮剂封存。

(4)辨证使用药茶方。人有10种不同的体质，病证有寒热虚实的不同，用于保健与治病的药茶也有寒热温凉的区别及扶正祛邪的差异。除通用药茶方之外，均需要在辨证施治的理论指导下选用各类有针对性的养生与治病药茶方，才能提高疗效。

(5)忌饮隔夜药茶。虽然喝隔夜茶会得癌症的说法尚无充足的科学根据，但隔夜药茶可给病原菌的污染造成便利条件，容易变馊、变质。所以，药茶应随泡随饮，随煎随饮，当天饮完，忌饮隔夜药茶，更不能煎汤后隔 2～3 天再饮。

(6)冲泡或煎煮药茶的时间不宜过久。含有茶叶的药茶及花类、叶类药茶冲泡或煎煮时间不宜过久，以免造成挥发油破坏过多及茶叶中的维生素等营养成分流失。对上述药茶每次冲泡 10～15 分钟，冲泡 3～5 次或煎煮不超过 15 分钟。在特殊情况下，如不含茶叶的花类、叶类药茶其冲泡时间还可短一些，可控制在 3～5 分钟以内。对药茶配方中含有的难以出汁的药材，可先用冷水浸泡 30 分钟，再用煎煮 20～30 分钟的方法取汁。

(7)饮用药茶剂量不宜过大。含茶叶药茶虽可理气和胃、清利头目、滋补强身，但饮用剂量不宜过大，也不宜过浓，否则可使神经兴奋，导致胃肠不适，增加胃酸分泌，加重病情，加快心率，增加肾脏负担，所以，凡含茶叶类药茶，一般每天服用 1 剂，或以 1 剂量分上午、下午 2 次或多次频频饮用。

(8)服用药茶的忌口。合并贫血的患者，忌饮含茶叶药茶，因药茶中茶叶所含的鞣酸会影响铁的吸收利用，造成不同程度的铁吸收障碍，使红细胞的生成受阻，加重贫血；合并习惯性便秘的中老年患者，忌饮含茶叶药茶，因茶叶中的鞣酸可减缓肠蠕动，反而加重便秘，尤须关注和警惕的是，患有胃及十二指肠溃疡的各年龄段患者，忌饮含茶叶药茶，因茶叶中的茶碱能抑制胃内磷酸二酯酶活性，诱使胃壁细胞分泌大量胃酸，刺激溃疡面，加重病情，甚至诱发上消化道出血等。

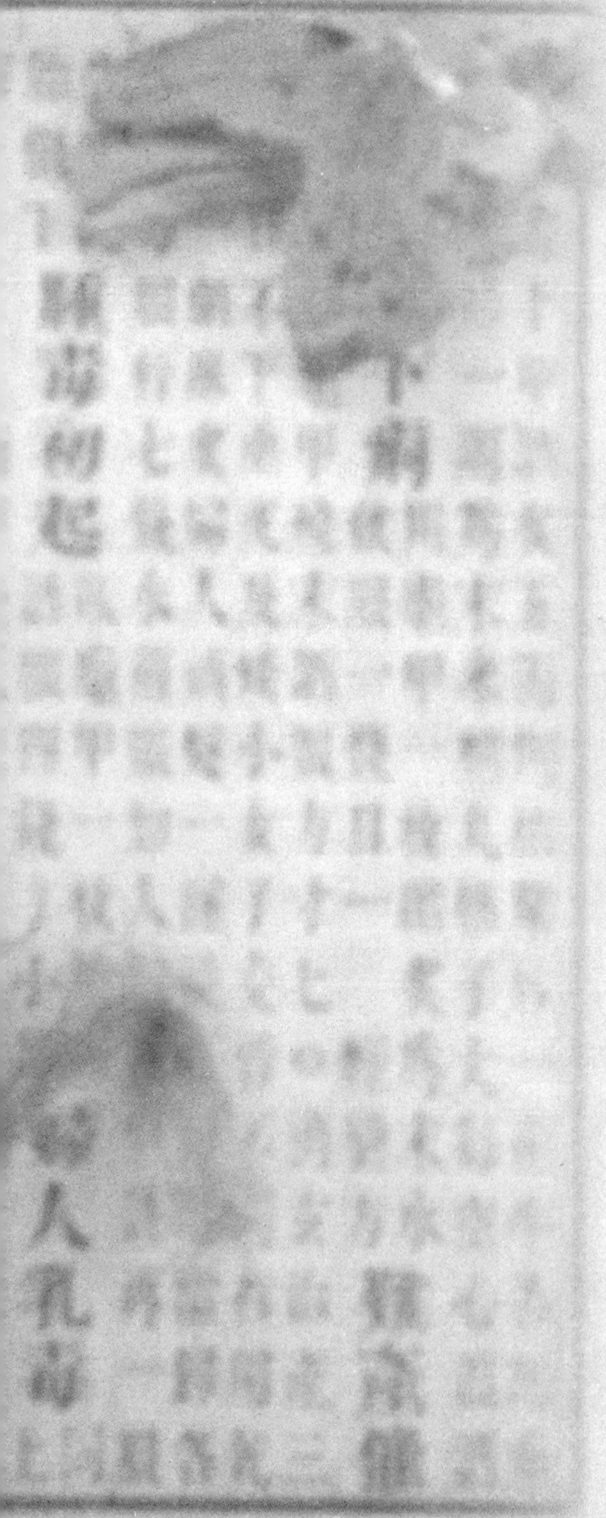

养生保健篇

YANGSHENG
BAOJIAN PIAN

一、养颜美容类药茶

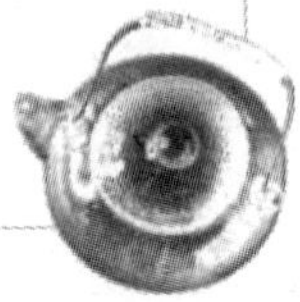

在5000多年的历史长河中，我们的祖先创制了中国传统的美容方法，这种方法特别强调整体美容，认为人体是一个整体，颜面、五官、毛发、肌肤、指(趾)甲都不是孤立存在的，要想面容靓丽动人，皮肤润泽富有弹性，头发乌黑光亮，青春常驻，必须身体健康，脏腑功能旺盛，气血充足。汉代著名医学家张仲景认为："崇饰其末，忽弃其本，华在外而悴其内，皮之不存，毛将安附焉？"运用天然食物及药食兼用之品来进行整体美容，便是整体美容思想的具体体现。天然食物与人体美容的关系十分密切：食物中所含的大量蛋白质是生命的物质基础，人体的皮肤、肌肉、毛发都不能缺少蛋白质，一旦缺乏蛋白质的补充，就会影响生长发育，妨碍体形健美，也会影响皮肤生理功能，增加皱纹，加速衰老。食物中所含的多种维生素、矿物质，可调节血液及汗腺的代谢，改变体液的酸碱度，促进皮肤红润光泽，防止皮肤粗糙起皱纹，防止肥胖，防止产生黄褐斑、雀斑等。食物中的微量元素和纤维素是维持人体生命活动、"修饰"皮肤、美化面容不可缺少的物质。因此，合理运用日常饮食调养进行整体美容是我国传统美容的主要方法，正如民间谚语所说："会吃者漂亮。"

我国民间运用天然食物来进行美容的经验非常丰富，如黑芝麻可以乌须黑发,红枣能美容润肤……早在西周至春秋战国时期,《黄帝内经》中就提出了"五谷为养,五果为助,五畜为益,五菜为充,气味合而服之,以补养精气"的合理膳食方法,指出各类食物及食疗、食养验方在美容保健方面的作用。在我国最早的一部药物学专著《神农本草经》中就收载了山药、百合等二十余种美容食物。在晋唐时期的美容古方中,美容食物的品种更加繁多,涉及粮油类、蔬菜类、豆类、水果类、干果类、调料类及禽类、兽类、水产等。古代民间的内服美容方法,涉及的美容食物更是面广量大,效果卓著,成为中国传统文化的瑰宝。利用天然食物、食疗食养验方进行美容,取材方便、价格低廉、简便易行、效果持久、无不良反应,并为群众乐于接受,被誉为"能吃的美容化妆品",是一种值得重视、有推广价值的美容方法。

1 灵芝红枣茶

【原料】灵芝 15 克,红枣 10 枚,蜂蜜 5 克。

【制作】将灵芝、红枣洗净,放入锅中,加清水适量,煎煮取汁后加清水适量再煎煮取汁。将 2 次所得药汁倒入锅中,加入蜂蜜,再煮沸片刻即成。

【用法】代茶,频频饮用。可连续冲泡 3～5 次,每日 1 剂,当日饮完,最后嚼食灵芝、红枣。

【功效】抗衰养颜,补益气血。适用于面色萎黄,容颜憔悴,皮肤衰老等,对兼有免疫功能低下、动脉粥样硬化、肥胖症者尤为适宜。

2 苦瓜茶

【原料】鲜苦瓜 1 个,绿茶适量。

【制作】将鲜苦瓜上端切开,去瓤,放入绿茶,把瓜挂于通风处阴干,然后将阴干的苦瓜外部洗净,擦干,连同茶叶切碎,混匀,取 10 克放入杯中,以沸水冲泡。

【用法】代茶,频频饮用。

【功效】美容润肤,美白驻颜,降低血糖。适用于皮肤暗黑、粗糙、瘙痒,皮炎,疖肿,痤疮等,对兼有糖尿病者尤为适宜。

3 核桃仁牛奶茶

【原料】核桃仁 30 克,牛乳、豆浆各 150 克,黑芝麻 20 克,白糖适量。

【制作】将牛乳和豆浆搅匀,慢慢倒在小石磨进料口中的核桃仁、黑芝麻上面,边倒边磨,磨好后倒入锅内加热煮沸,加入少许白糖即成。

【用法】代茶,频频饮用,每日 1 剂,当日饮完。

【功效】润肤护肤,增白防皱,补益虚损。适用于皮肤干燥、粗糙、弹性减弱、皱纹增多,面色黑而粗糙,早衰等,对兼有体虚乏力、免疫功能下降、便秘者尤为适宜。

4 蜂王浆奶茶

【原料】牛奶 150 克,蜂王浆 0.5 克。

【制作】将牛乳倒入锅内,煮沸,晾至温热,加入蜂王浆,搅匀即成。

【用法】代茶,频频饮用,每日 1 剂,当日饮完。

【功效】美容润肤,增白防皱,护发养发。适用于皮肤干燥,色素沉着,面色黑而粗糙,皮肤弹性减弱,皱纹增多,头发早白,无光泽等,对兼有疲劳综合征者尤为适宜。

5 牛髓油茶

【原料】面粉 1000 克,牛骨髓 300 克,牛肉干 150 克,生姜末 20 克,芝麻 100 克,核桃仁 100 克,丁香 2 克,大茴香 2 克,花椒 2 克,味精 1 克,精盐 1 克,芝麻酱 100 克。

【制作】将面粉放入锅内,用微火炒至呈微黄色后,倒在案板上,晾凉后备用。芝麻炒黄,核桃仁、牛肉干切碎。花椒、大茴香、丁香用锅焙焦,碾成碎面后过罗备用。将牛骨髓放入锅中烧热,兑入炒好的面粉、芝麻、核桃仁、牛肉干、生姜末、丁香、大茴香、花椒面、精盐、味精，炒匀即成茶粉。每次取茶粉适量，用清水调成糊，待锅内水烧开，将糊边搅边倒入锅里，用小火煮成浓汁即成，装瓶备用。食用时调入芝麻酱即成。

【用法】代茶，频频饮用，每日 1 剂，当日饮完。

【功效】润肤补精，美容通便。适用于皮肤干燥、粗糙，头发早白，易于脱落等，对兼有贫血、体虚乏力、疲劳综合征、便秘、腰膝酸软者尤为适宜。

6 西瓜皮荷叶茶

【原料】新鲜西瓜皮 250 克(或干西瓜皮 100 克)，鲜荷叶 30 克。

【制作】将西瓜皮、荷叶洗净同放入锅内，加水适量煎煮 30 分钟，取汁即成。

【用法】代茶，频频饮用，每日 1 剂，当日饮完。

【功效】清热解暑，润泽肌肤，减肥美容。适用于面容憔悴、皮肤干枯、生痱子、口唇干裂等，对兼有疰夏、食欲不振者尤为适宜。

7 红枣红茶

【原料】红枣 10 枚，红茶 3 克。

【制作】将红枣洗净剖开与茶叶同放入有盖杯中，用沸水冲泡，闷 15 分钟，一般可冲泡 3～5 次。

【用法】代茶，频频饮用，可连续冲泡 3～5 次，每日 1 剂，当日饮完，最后嚼食红枣。

【功效】健脾益胃，补气养肝，强体美容。适用于形体消瘦、神疲乏力、面色萎黄、容貌憔悴等。

8 珍珠养颜茶

【原料】珍珠若干，绿茶 3 克。

【制作】将珍珠加工成极细粉末；将茶叶装入绢制药袋中，扎口，与 1 克珍珠粉同放入有盖杯中，用沸水冲泡，加盖，闷 10 分钟即可饮用。

【用法】代茶，频频饮服，可连续冲泡3～5次。每隔5日，继续此法饮茶。

【功效】养血安神，润肤悦颜。适用于血色无华、皮肤多皱纹等，对兼有心悸失眠者尤为适宜。

9 绿豆菊花茶

【原料】绿豆60克，白菊花10克。

【制作】将绿豆拣去杂质，淘洗干净，备用。将白菊花放入纱布袋中，扎口，与淘洗干净的绿豆同放入砂锅内，加足量水，浸泡片刻后用大火煮沸，改用小火煨煮1小时，待绿豆酥烂，取出菊花纱布袋即成。

【用法】代茶，频频饮用，并食酥烂的绿豆，缓嚼而咽下。

【功效】清热解毒，清暑护肤。适用于夏季痱毒、痤疮、面部疖肿等。

10 枸杞莲心苦丁茶

【原料】苦丁茶3克，莲心1克，菊花3克，枸杞子10克。

【制作】将以上4味放入杯中，以沸水冲泡，加盖闷10分钟后即成。

【用法】代茶，频频饮用，可连续冲泡3～5次，每日1剂，当日饮完，嚼食枸杞子。

【功效】滋阴降火，明目除痤。适用于口舌生疮、溃破，面部痤疮等，对兼有眩晕、女性更年期综合征、高血压病患者尤为适宜。

11 芦荟茶

【原料】干芦荟叶5克，绿茶2克，蜂蜜15克。

【制作】将干芦荟叶切碎与绿茶同放入有盖杯中，加沸水冲服，加盖闷5分钟，调入蜂蜜后即可饮用。

【用法】代茶，频频饮用，可连续冲泡3～5次。

【功效】美容护肤，清热通便。适用于面容憔悴，皮肤黑而粗糙、弹性差，皱纹多，等等，对兼有大便干结者尤为适宜。

⑫ 绞股蓝乌龙茶

【原料】绞股蓝茎叶 100 克,乌龙茶 50 克。

【制作】将采收的绞股蓝叶拣去杂质后晒干或烘干,与乌龙茶混合后收贮备用。每次取 10 克,放入大杯中,用沸水冲泡,加盖闷 10 分钟即可饮用。

【用法】代茶,频频饮服,可连续冲泡 3～5 次,每日 1 剂,当日饮完。

【功效】滋补抗衰,降压降脂。适用于面容早衰,皮肤干燥、弹性下降,等等,对兼有免疫功能低下、血脂异常、高血压病患者尤为适宜。

⑬ 红枣刺五加茶

【原料】茶叶 3 克,刺五加 15 克,红枣 7 枚。

【制作】将茶叶、刺五加和红枣一同放入砂锅中,加水煎煮 30 分钟即成。

【用法】代茶,频频饮用,可连续冲泡 3～5 次。每日 1 剂,当日饮完,嚼食红枣。

【功效】益气养血,润肤护肤,对抗疲劳。适用于面色憔悴,皮肤干燥、粗糙,面目水肿,唇炎、口角炎、痤疮等,对兼有免疫力下降、疲劳综合征、神经衰弱者尤为适宜。

⑭ 三白丽人茶

【原料】桑叶、白茯苓、甘草、玉竹等。

【制作】将以上药食两用之品洗净,烘干,研成粗末,装入绵纸袋中,每袋5 克。

【用法】代茶,频频饮用,每袋可连续冲泡 3～5 次。每日 1～2 袋,当日饮完。

【功效】美白润肤,滋阴淡斑,调和气血,淡化痘印。常饮可治疗面色无华、皮肤粗糙、黄褐斑、色素沉着、皮肤痤疮等。

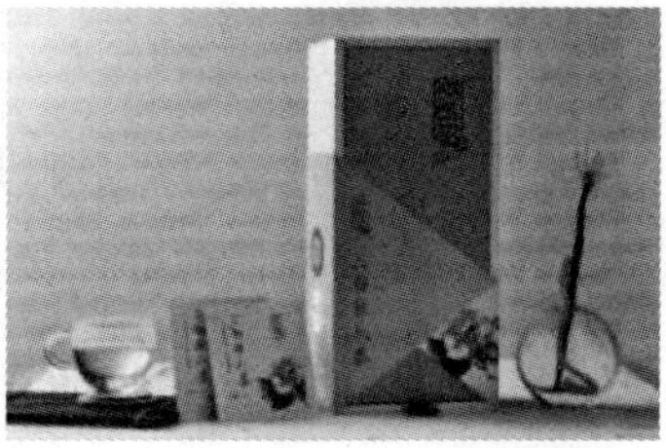

15 丰韵茶

【原料】葛根、香橼、桑葚、山药等。

【制作】将以上药食两用之品洗净，烘干，研成粗末，装入绵纸袋中，每袋5克。

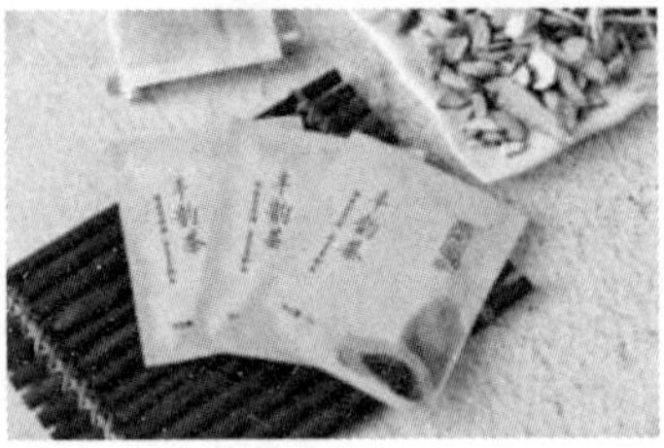

【用法】代茶，频频饮用，每袋可连续冲泡3～5次。每日1～2袋，当日饮完。

【功效】丰乳隆胸，调节内分泌。常饮可治疗乳房发育不良、乳房干扁、下垂，断奶后乳房迅速缩小、乳腺增生、乳房胀痛等。

二、瘦身减肥类药茶

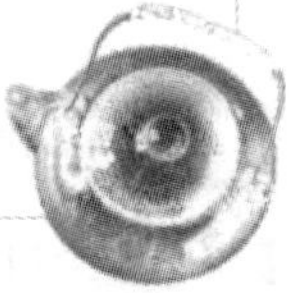

据有关报道，在现代人沉醉于“美味生活”又缺乏体育锻炼的同时，总有一种挥之不去的烦恼——肥胖。据我国卫生部门保守估计，中国目前至少有9000万人正遭受肥胖症的困扰，体重超标者高达2亿人之多，各大中城市有近1/3人的出现不同程度的肥胖，青少年肥胖发生率也高达11%。我国台、港、澳地区，以及欧美国家的肥胖人群更是高得惊人。在美国，10个人中就有5～6个胖子。肥胖成为疾病防治中重点关注的问题之一，有人称它是现代社会的文明病。美国哈佛大学营养学教授 Mayer 先生曾指出:“肥胖在许多情况下,是一种文明世界的疾病。”进入 21 世纪,肥胖成为影响人类健康的主要因素之一,所以,早在 1997 年,世界卫生组织就将肥胖症列为仅次于吸烟和艾滋病之后的第三大“健康杀手”。国际肥胖大会发表的公报表明,全世界因患肥胖症死亡的人数是因饥荒饿死的人数的 2 倍多。肥胖已是当今世界人类健康的最大障碍,成为公众最为担心的社会性疾病。近年来,肥胖的发病率呈越走越高的趋势。婴幼儿中至少 1/3 为肥胖儿,而幼儿时肥胖,到成年时就容易肥胖。由于生活水平不断提高,儿童肥胖的发生率也正在提高。在体重超标的男孩子中,有 86%到成年后成为肥胖者,而正常体重男孩子中,成年后仅有 42%的人可能成为肥胖者;体重超标的女孩中,80%成年后可能发胖,而正常体重者仅有 18%的人成年后可能成为肥胖者。青春期肥胖症的发生率一般为 20%～30%。成年人肥胖的发生率各地不一,在工业发达的国家,肥胖的发生率为 20%～30%。我国成年人的肥胖发病率为 10%～30%。所以,积极预防和治疗肥胖症,已经刻不容缓。

瘦身减肥已成为现代人尤其是现代女性的热门话题。人的体形,在一定程度上能体现个人气质、风度和精神面貌,进而影响到事业、爱情、社交和家庭生活等各个方面,所以人们越来越注重自身的体形塑造,越来越关注自己的胖瘦。无论是好莱坞影坛上的超级巨星,还是国际 T 型台上的顶级模特,不管是事业有成的成熟女性,还是憧憬未来的青春少女,无论是男人,还是女人,无不渴望拥有苗条、健壮而性感的身材。人们追求体形凹凸有致,没有多余脂肪和赘肉,追求透过肌肤可以显现骨骼之健美,透过外表能够体现内脏之健康,这些对瘦身孜孜不倦的追求,让嗅觉灵敏的厂家、商家及美容业找到了可以赚钱的商机。于是,名目繁多的减肥药品、保健品,林林总总的减肥疗法,五花八门的减肥瘦身中心,铺天盖地的减肥广告……令人眼花缭乱,无所适从。不可否认,部分瘦身减肥疗法和产品多少有一些短期效果,但作用究竟有多大,值得人们考量。

减肥瘦身是一项复杂的人体系统工程,除了遗传因素之外,还与体力活动及运动方法、职业、生活方式、饮食习惯息息相关,尤其与合理营养、均衡膳食的关系更为密切。均衡膳食,配合选择瘦身减肥食物是成功减肥和保持人体健美的重要因素之一。

① 葛花乌龙茶

【原料】葛花 6 克,乌龙茶 8 克。

【制作】每次取葛花 3 克,乌龙茶 4 克,放入有盖的茶杯中,用沸水冲泡,加盖闷 5 分即可。

【用法】代茶,频频饮用,可连续冲泡 3～5 次。每日 1 剂,当日饮完。

【功效】消脂减肥。适用于各种单纯性肥胖症及体形偏胖者。

② 乌龙荷叶茶

【原料】乌龙茶 5 克,荷叶(切丝)60 克。

【制作】将乌龙茶、荷叶同入锅中,加水适量,大火煮沸,改小火煎煮 15 分钟即成。

【用法】代茶,频频饮用。每日 1 剂,当日饮完。

【功效】减肥瘦身,清热解暑。适用于各种单纯性肥胖症及体形偏胖者,尤其适宜肥胖者夏季饮用。

③ 葛根乌龙茶

【原料】葛根 10 克,乌龙茶 4 克。

【制作】将葛根切片,与乌龙茶一同放入有盖的茶杯中,用沸水冲泡,加盖闷 10 分钟即可。

【用法】代茶,频频饮用,可连续冲泡 3～5 次。每日 1 剂,当日饮完。

【功效】消脂减肥。适用于各种单纯性肥胖症及体型偏胖者，对伴有酒精性脂肪肝者尤为适宜。

4 荷叶二皮茶

【原料】干荷叶 50 克，乌龙茶 5 克，丝瓜皮 6 克，西瓜皮 5 克。

【制作】用纱布将干荷叶、丝瓜皮、西瓜皮、乌龙茶包好，放入清水中浸泡、清洗后备用。砂锅中放水 5 杯，放入纱布包，上火熬煮 10 分钟，取汁即成。

【用法】代茶，频频饮用。每日 1 剂，当日饮完。

【功效】清热利水，减肥降脂。适用于各种单纯性肥胖症及体形偏胖者，对兼有水肿、血脂异常者尤为适宜。

5 绞股蓝绿茶

【原料】绞股蓝 10 克，绿茶 2 克。

【制作】将绞股蓝烘焙去异味，研为粗末，与茶叶一同放入茶杯中，用沸水冲泡，加盖闷 10 分钟即成。

【用法】代茶，频频饮用，可连续冲泡 3～5 次。每日 1 剂，当日饮完。

【功效】益气降压，祛脂减肥。适用于各种单纯性肥胖症及体型偏胖者，对兼有慢性胃炎、血脂异常者尤为适宜。

6 山楂绿茶

【原料】鲜山楂 3 枚，绿茶 3 克。

【制作】将鲜山楂拣去杂质，洗净，切片，并将其核敲碎，与茶叶同放入杯中，用沸水冲泡，加盖闷 15 分钟即成。

【用法】代茶，频频饮用，可连续冲泡 3～5 次。每日 1 剂，当日饮完。

【功效】消食健胃，行气散瘀，解毒降脂。适用于各种单纯性肥胖症及体型偏胖者，对兼有肥胖性脂肪肝、营养过剩性脂肪肝者尤为适宜。

7 螺旋藻橘皮茶

【原料】钝顶螺旋藻5克,鲜橘皮10克。

【制作】将钝顶螺旋藻拣去杂质,晒干,备用。将鲜橘皮用清水反复洗净,切成细丝,与螺旋藻同放入杯中,用沸水冲泡,加盖闷10分钟即成。

【用法】代茶,频频饮用,可连续冲泡3～5次。每日1剂,当日饮完。

【功效】去脂减肥,健脾燥湿。适用于各种单纯性肥胖症及体型偏胖者,对兼有血脂异常、脂肪肝者尤为适宜。

8 苜蓿子绿茶

【原料】苜蓿子10克,绿茶3克。

【制作】将苜蓿子拣去杂质,洗净,敲碎,放入洁净的纱布袋中,扎口,与茶叶同放入茶杯中,用沸水冲泡,加盖闷15分钟即成。

【用法】代茶,频频饮用,可连续冲泡3～5次。每日1剂,当日饮完。

【功效】清热利湿,减肥活络,散瘀降脂。适用于各种单纯性肥胖症及体型偏胖者,对兼有肥胖性脂肪肝者尤为适宜。

9 山楂减肥茶

【原料】山楂、麦芽各30克,茶叶5克,荷叶6克。

【制作】将洗净的山楂及麦芽置于锅内,加水煎20分钟,然后加入茶叶、洗净的荷叶,煮10分钟,倒出药汁备用。渣中加水再煎取汁液,将两次汁液混匀即成。

【用法】代茶,频频饮用。每日1剂,当日饮完。

【功效】平肝降压,减肥降脂。适用于各种单纯性肥胖症及体型偏胖者,对兼有血脂异常、高血压、脂肪肝等病症者尤为适宜。

⑩ 绞股蓝银杏叶茶

【原料】绞股蓝 10 克，银杏叶 12 克。

【制作】将绞股蓝、银杏叶分别洗净，晒干或烘干，共研为细末，一分为二，装入绵纸袋中，封口挂线即成。

【用法】代茶，频频饮用，可连续冲泡 3～5 次。每日 1 剂，当日饮完。

【功效】减肥，降脂，活血。适用于各种单纯性肥胖症及体型偏胖者，对兼有冠心病者尤为适宜。

⑪ 首乌山楂乌龙茶

【原料】乌龙茶 5 克，制何首乌 30 克，干山楂 20 克，冬瓜皮 20 克。

【制作】将何首乌、冬瓜皮、山楂同时入锅煮至山楂熟烂，滤渣取汁，用其汤汁泡乌龙茶即可。

【用法】代茶，频频饮用，可连续冲泡 3～5 次。每日 1 剂，当日饮完。

【功效】消脂减肥，滋补肝肾，活血化瘀。适用于各种单纯性肥胖症及体型偏胖者，对兼有早衰、眩晕、冠心病者尤为适宜。

⑫ 减肥降压茶

【原料】绿茶 15 克，山楂 50 克，陈皮 20 克，茯苓、泽泻、车前子、莱菔子、决明子、藿香、苍术各 30 克，荷叶 50 克，六神曲 100 克。

【制作】将以上前 11 味共研粗末，加入三成粉状的六神曲作为黏合剂，搅拌成颗粒状，用手捏成团，以触之能散为度，并用 2.5 厘米×2.5 厘米的塑料盒压制成小方块，低温干燥保存，使含水量减至 3%以下。每次取 1 块放入茶杯中，加入沸水冲泡即成。

【用法】代茶，频频饮用，可连续冲泡 3～5 次。每日 1 剂，当日饮完。

【功效】消脂减肥，降压化痰。适用于各种单纯性肥胖症及体型偏胖者，对兼有血脂异常、高血压病者尤为适宜。

⑬ 山楂荷叶减肥茶

【原料】生山楂 30 克，干荷叶 60 克，生薏苡仁 10 克，陈皮 5 克。

【制作】将洗净的干荷叶、生山楂、生薏苡仁、陈皮研成碎末，再放入杯中，用沸水冲泡，加盖闷 15 分钟即成。

【用法】代茶，频频饮用，可连续冲泡 3～5 次。每日 1 剂，当日饮完。

【功效】消脂减肥，利水活血。适用于各种单纯性肥胖症及体型偏胖者，对兼有血脂异常、冠心病者尤为适宜。

⑭ 山楂消脂茶

【原料】决明子、山楂、麦芽各 30 克，茶叶 5 克，荷叶 6 克。

【制作】将洗净的决明子、山楂及麦芽置于锅内，加水煎 30 分钟，然后加入茶叶、洗净的荷叶，煮 10 分钟，倒出汁液备用。重复加水煎取汁液，将两次汁液混合即成。

【用法】代茶，频频饮用。每日 1 剂，当日饮完，最后嚼食山楂。

【功效】平肝降压，降胆固醇，消脂减肥。适用于各种单纯性肥胖症及体型偏胖者，对兼有血脂异常者尤为适宜。

⑮ 粟米减肥茶

【原料】陈粟米 500 克，冬瓜仁 100 克，芝麻、粳米、黄豆、赤豆、绿豆、粗茶各 250 克，莜麦面 1500 克，干姜、花椒、小茴香各适量。

【制作】先将陈粟米、粳米、黄豆、赤豆、芝麻、绿豆炒熟，与粗茶混合均匀，并研为细粉。将莜麦面炒熟，加干姜、花椒、小茴香共研成细粉末。将冬瓜仁捣成泥糊状，备用。与上述细粉及冬瓜仁糊混匀，入罐存放即可。

【用法】代茶，频频饮用，每次取粉 20 克，可连续冲泡 3～5 次。每日 1 剂，当日饮完。

【功效】消脂减肥，健脾利湿。适用于各种单纯性肥胖症及体型偏胖者，对兼有血脂异常者尤为适宜。

⑯ 灵芝乌龙茶

【原料】灵芝 10 克，乌龙茶 3 克。

【制作】将灵芝洗净，切成薄片，与茶叶一同放入杯中，用沸水冲泡，加盖闷 15 分钟即成。

【用法】代茶，频频饮用，可连续冲泡 3～5 次。每日 1 剂，当日饮完，最后嚼食灵芝片。

【功效】益气减肥，降脂降压。适用于各种单纯性肥胖症及体型偏胖者，对脾气虚弱型肥胖者尤为适宜。

⑰ 葛花荷叶决明子茶

【原料】葛花 10 克，荷叶半张，决明子 15 克。

【制作】将荷叶切成丝，与葛花、决明子同放入锅中，加水适量，煮沸 10 分钟，过滤取汁即成。

【用法】代茶，频频饮用，每日 1 剂，当日饮完。

【功效】解酒毒，减肥降脂。适用于各种单纯性肥胖症及体型偏胖者，对兼有酒精性脂肪肝者尤为适宜。

⑱ 鲜叶百合茶

【原料】荷叶、决明子、桑叶、山楂、白扁豆、百合等。

【制作】将以上药食两用之品洗净，烘干研成粗末，装入绵纸袋中，每袋 5 克。

【用法】代茶，频频饮用，每袋可连续冲泡 3～5 次。每日 1～2 袋，当日饮完。

【功效】减肥塑形，降脂降压。常饮可治疗体重超标，单纯性肥胖症，腹部增大，面肢水肿。

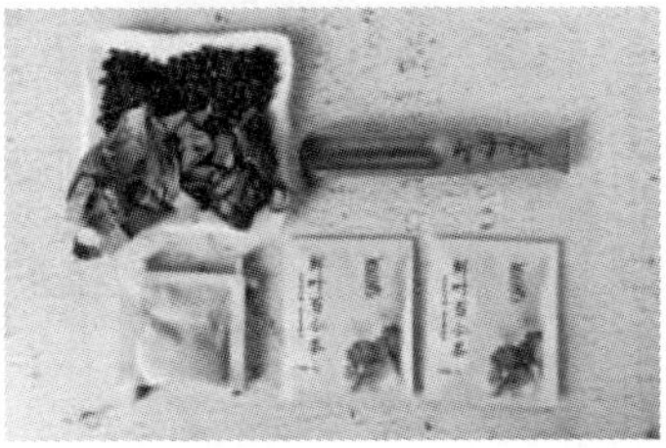

三、健脑益智类药茶

聪明而有智慧，是千百年来人们孜孜以求的目标。当今世界，科学技术突飞猛进，知识经济已见端倪，国际竞争日趋激烈。无论是综合国力竞争，还是经济竞争，实质上都是科学技术的竞争，归根结底是人才的竞争、智力的竞争。历史证明，智力推动着社会的发展，智力让人摆脱愚昧，智力让人赢得成功，智力给人带来财富。

每位父母都希望自己的孩子聪明伶俐、大脑发达、记忆力强、学习成绩优秀，日后成“龙”、成“凤”。保证足够的营养素摄入才能促进孩子大脑发育，变得聪明智慧。如同禾苗茁壮成长，既需要阳光雨露，又需要充足的肥料一样，缺乏营养就不能促进脑细胞的生长和发育，就不能使孩子更加聪明和智慧。俗话说，“聪明是吃出来的”“善吃者聪明”。为了使孩子健康成长，更加聪明，父母从孩子的胎儿时期，到婴幼儿、儿童、少年、青年的各个时期，除了应注意膳食平衡、营养物质合理搭配之外，还应适时补充各种健脑益智食物，尤其是天然的健脑益智食物。

延年益寿一直是人们的健康追求，但随着时间的推移，年龄的增长，大脑衰老，反应迟钝，记忆力减退，乃至痴呆等，成了许多老年人及其亲属所要面临的状况。当前,世界老年人口正在不断增加。老年人因神经系统结构和功能的老化,不同程度地出现智力减退尤其是知觉整合能力、近事记忆力、思维敏捷度及注意力等“液态智力”减退较为明显,具体表现为健忘、反应迟钝、动作不协调等,严重者甚至失去基本的防御能力,完全丧失生活自理能力。中枢神经系统疾病和脑动脉硬化、高血压等老年病也可引起智力减退。据统计,5%~15%的老年人有不同程度的智力障碍。65 岁以上人群中阿尔茨海默病的发病率在 5%以上,在 80 岁以上的人群中高达 20%,已成为导致老年人病残的三大疾病之一。在发达国家,阿尔茨海默病已跃居老年人死亡原因的第四位。老年人想要延缓大脑衰老,改善大脑功能,增强记忆力,防止痴呆发生,从天然食物中补充所必需的营养素,也是一个极其重要的措施。

利用天然食物和药物以食疗食养验方进行健脑益智,不仅取材方便,价格低廉,简便易行,效果良好,无不良反应,易为儿童、青少年和老年人所接受,而且是一种值得重视,有推广价值的健脑益智方法。

1 荔枝干红枣茶

【原料】荔枝干 10 枚,红枣 15 枚。

【制作】将荔枝干、红枣去杂,洗净,放入砂锅,加水适量,大火煮沸,改用小火煨煮 30 分钟即成。

【用法】代茶,频频饮用。每日 1 剂,当日饮完,最后嚼食荔枝干、红枣。

【功效】健脑益智,补气养血。常饮可调节大脑及中枢神经系统功能,缓解记忆力衰退等症状。

2 灵芝茶

【原料】灵芝 10 克。

【制作】将灵芝洗净,晒干或烘干,切成饮片,放入杯中,用开水冲泡,加盖闷 15 分钟即可,一般可冲泡 3~5 次。亦可入锅,加水适量,中火煎煮

30分钟后取汁。

【用法】代茶，频频饮用，可连续冲泡3～5次。每日1剂，当日饮完，最后嚼食灵芝。

【功效】健脑增力，益智降脂。常饮可补充脑部营养，增强脑血管功能，增强脑细胞活力，防治记忆力减退。对兼有血脂异常者尤为适宜。

3 黑芝麻茶

【原料】黑芝麻15克。

【制作】将黑芝麻洗净，放入砂锅中，加水煎汤，去渣取汁即成。

【用法】代茶，频频饮用。每日1剂，当日饮完。

【功效】补脑益智，乌须黑发，润肠通便。常饮可营养大脑，增强记忆力，延缓大脑衰老，减少脂褐质生成。对兼有动脉粥样硬化、大便干结者尤为适宜。

4 芝麻核桃仁茶

【原料】黑芝麻30克，核桃仁60克。

【制作】将黑芝麻、核桃仁放入砂锅中，加水煎汤。

【用法】代茶，频频饮用。每日1剂，当日饮完。

【功效】补脑益智，乌须黑发，润肠通便。常饮可营养大脑，增强记忆力，延缓大脑衰老，减少脂褐质生成。对兼有动脉粥样硬化、大便干结者尤为适宜。

5 桑葚茶

【原料】桑葚60克，冰糖适量。

【制作】将鲜紫桑葚用水浸泡片刻，然后加水1000毫升，用大火煮开后转用小火，加入冰糖稍煮即成。

【用法】代茶，频频饮用。每日1剂，当日饮完。

【功效】补脑益智，乌须黑，润肠通便。常饮可营养大脑，增强记忆力，延缓大脑衰老，减少脂褐质生成。对兼有动脉粥样硬化、大便干结者尤为适宜。

6 豆麦茶

【原料】黑豆 30 克，浮小麦 30 克，莲子 7 个，黑枣 10 克。

【制作】将黑豆、浮小麦、莲子、黑枣洗净，放入砂锅中，加水煎汤，去渣取汁。

【用法】代茶，频频饮用。每日 1 剂，当日饮完。

【功效】补脑益智，乌须黑发。常饮可营养大脑，增强记忆力，对抗大脑老化，减少脂褐质生成。对兼有动脉粥样硬化、大便不成形、疲劳综合征者尤为适宜。

7 桂圆洋参茶

【原料】桂圆肉 30 克，西洋参 6 克，白糖适量。

【制作】将西洋参浸润切片；桂圆肉去杂质，洗净，放入盆内，加入白糖，再加适量水，置沸水锅中蒸 40 分钟。

【用法】代茶，频频饮用，可连续冲泡 3～5 次。每日 1 剂，当日饮完，最后嚼食桂圆、西洋参。

【功效】补脑益智，增强体力。常饮可营养大脑，增强记忆力，对抗大脑老化，减少脂褐质生成。对兼有动脉粥样硬化、疲劳综合征者尤为适宜。

8 红枣奶茶

【原料】红枣 15 枚，牛奶 200 毫升。

【制作】将红枣去核，剖开，入锅，加水适量，浓煎 2 次，每次 30 分钟，合并 2 次煎液，小火浓缩至 150 毫升，再将煮沸的鲜牛奶冲入，调匀即成。

【用法】代茶，频频饮用。每日 1 剂，当日饮完，最后嚼食红枣。

【功效】健脑益智，宁心安神。常饮可营养大脑，增强记忆力，对抗大脑老化，减少脂褐质生成。对兼有动脉粥样硬化、失眠健忘者尤为适宜。

9 橘皮健脑茶

【原料】橘皮 10 克，枸杞子 10 克，红糖 10 克。

【制作】将橘皮切碎，与枸杞子、红糖同置杯中，用沸水冲泡，加盖闷 15 分钟即成。

【用法】代茶，频频饮用，可连续冲泡 3～5 次。每日 1 剂，当日饮完。

【功效】补脑益智，理气开胃。常饮可营养大脑，增强记忆力，对抗大脑老化，减少脂褐质生成。对兼有动脉粥样硬化、消化不良者尤为适宜。

⑩ 开心茶

【原料】甘草、荷叶、决明子、百合、薄荷、佛手、菊花等。

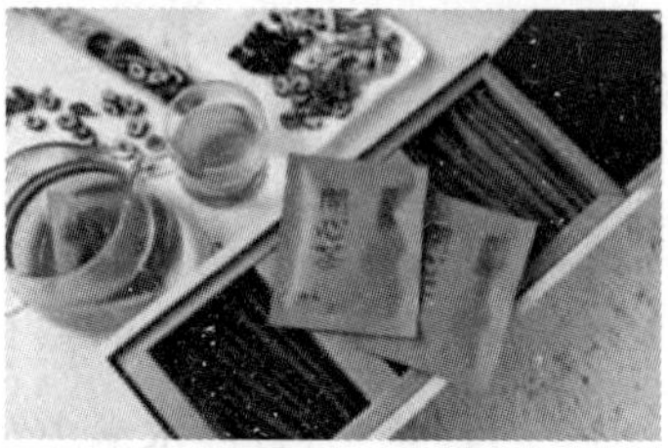

【制作】将以上药食两用之品洗净，烘干研成粗末，装入绵纸袋中，每袋 5 克。

【用法】代茶，频频饮用，每袋可连续冲泡 3～5次。每日 1～2 袋，当日饮完。

【功效】宁心除烦、疏肝解郁、排毒养颜、改善睡眠、清肺润肺、治疗口臭。常饮可治疗心理性疲劳，脑力疲劳，免疫功能低下，烦躁不安，心情焦虑，爱发脾气，抑郁寡欢。

四、解酒醒酒类药茶

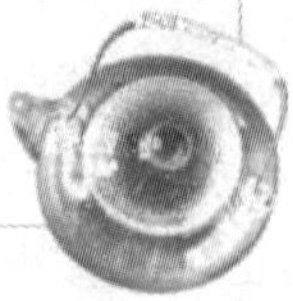

人与酒结缘已很久远，古代文人墨客常以酒来启迪灵感；现代经商者常拿酒来作为公关的媒介；亲朋好友相聚更是觥筹交错，一醉方休；大大小小的

庆典活动，酒是少不了的重要角色。

酒，尤其是白酒的主要成分是酒精（乙醇），进入人体后需经肝脏分解、解毒和排泄。嗜酒、酗酒可引起肝脏的生理性和病理性改变，其发展过程为酒精性脂肪肝—酒精性肝炎—酒精性肝硬化，甚至导致肝性脑病、肝癌。过量饮酒对食管、胃肠、胰腺、呼吸道、脑血管、心血管、神经系统、骨骼、性功能、眼睛等器官都有一定损伤，与肥胖症、皮肤病、贫血、结肠癌、乳癌腺、胎儿智力发育不良也有密切关系。要想防止酒精性肝病的发生，最好的方法是限制饮酒或戒酒。

运用天然食物及食疗食养验方解酒醒酒、护肝保肝是一种有效的方法。

1 绿豆百合茶

【原料】绿豆 100 克，百合 150 克，冰糖适量。

【制作】将绿豆、百合洗净，同放入锅中，加清水适量煮至熟烂后，加入冰糖调味即成。

【用法】代茶，频频饮用。每日 1 剂，当日饮完。

【功效】清热解酒，润肺滋阴。适用于醉酒者解酒。

2 绿豆车前蜂蜜茶

【原料】绿豆 50 克，车前草 30 克，蜂蜜适量。

【制作】将绿豆洗净，车前草洗净，用布包好，同入锅中，加清水适量煮至绿豆熟烂后，去药包，调入蜂蜜即成。

【用法】代茶，频频饮用。每日 1 剂，当日饮完，最后嚼食绿豆。

【功效】清热利尿，解酒除湿。适用于醉酒解酒、慢性酒精中毒者。

3 山楂荷叶茶

【原料】山楂、荷叶、薏苡仁各 50 克，葱白 30 克，白糖 20 克。

【制作】将前 4 味煎取汁，加入白糖调味即成。

【用法】代茶,频频饮用。每日 1 剂,当日饮完,最后嚼食山楂。

【功效】健脾和胃,解酒护肝。适用于醉酒恶心呕吐、脘腹胀满者。

4 咸橄榄芦根茶

【原料】咸橄榄 2 枚,芦根 30 克。

【制法】将二味择净,用清水两碗半煎取 1 碗,去渣取汁。

【用法】代茶,频频饮用。每日 1 剂,当日饮完。

【功效】清热解毒。适用于醉酒及慢性酒精中毒者。

5 哈密瓜蜂蜜茶

【原料】哈密瓜 250 克,蜂蜜 20 克。

【制法】将哈密瓜去皮,去籽,用洁净纱布绞取汁液,加蜂蜜即成。

【用法】代茶,频频饮用。每日 1 剂,当日饮完。

【功效】清暑益气,解酒护肝。适用于醉酒及慢性酒精中毒者。

6 青果竹叶茶

【原料】鲜青果 30 克,淡竹叶 15 克,红糖 10 克。

【制法】将前二味洗净,放入药罐中,加入清水适量,小火煮沸 15 分钟,调入红糖即成。

【用法】代茶,频频饮。每日 1 剂,当日饮完。

【功效】清热利湿,解酒护肝,对饮酒过度而致头昏不适者尤为适宜。

7 桂圆西洋参茶

【原料】桂圆肉 30 克,西洋参 3 克,白糖少许。

【制法】将桂圆肉、西洋参、白糖同放入搪瓷盆内,加清水少许,置锅中,隔水蒸 40～50 分钟即成,温服。

【用法】代茶，频频饮用。每日 1 剂，当日饮完。

【功效】解酒毒，养心血，宁心神。适用于酒后心悸、气短等。

8 白参石榴皮茶

【原料】白参 3 克，石榴皮 20 克。

【制法】将白参、石榴分别煎取浓汁，混匀。

【用法】代茶，频频饮用。每日 1 剂，当日饮完。

【功效】健脾益气，解酒止吐。适用于醉酒频频呕吐，面色苍白，汗出肢冷等。

9 橄榄酸梅茶

【原料】鲜橄榄 60 克，杨梅 10 克，白糖适量。

【制法】将橄榄、杨梅稍捣烂，加清水 3 碗煎取 1 碗，去渣，加入白糖适量调味即成。

【用法】代茶，频频饮用。每日 1 剂，当日饮完。

【功效】清热生津，止咳化痰，解酒化积。适用于急性咽炎、咳痰黄稠、酒毒烦渴、头痛头晕、胸闷气急、小便赤热者。

10 扁豆赤豆茶

【原料】扁豆 15 克，赤小豆、淮山药各 20 克，木棉花、薏苡仁各 15 克，荷叶半张，灯芯 5 克。

【制法】将荷叶洗净，切丝，灯芯、木棉用布包好，余药洗净，加水同炖至豆烂熟后，去药包。

【用法】代茶，频频饮用。每日 1 剂，当日饮完。

【功效】清暑利湿，解酒健脾。适用于醉酒及慢性酒精中毒者。

11 萝卜柠檬蜜茶

【原料】白萝卜 200 克，柠檬 1 个，蜂蜜适量。

【制法】将白萝卜洗净，切碎、柠檬切片，与蜂蜜一起放入广口瓶中，浸渍 4～6 小时，取汁。

【用法】代茶，频频饮用。每日 1 剂，当日饮完。

【功效】解酒生津，润肺利咽。适用于酒后咳嗽，咽喉不利，口干口渴者。

⑫ 桑葚枸杞茶

【原料】桑葚子 15 克，枸杞子 30 克。

【制法】将桑葚子、枸杞子水煎取汁。

【用法】代茶，频频饮用。每日 1 剂，当日饮完，最后嚼食枸杞子。

【功效】养肝益肾，滋阴解酒。适用于醉酒解酒及酒后头晕者。

⑬ 枇杷姜汁茶

【原料】枇杷 150 克，姜汁适量。

【制法】将枇杷去皮、核，榨汁，与姜汁适量混合均匀。

【用法】代茶，频频饮用。每日 1 剂，当日饮完。

【功效】解酒护肝，和胃止呕。适用于醉酒及酒后呕吐者。

⑭ 葫芦双皮茶

【原料】葫芦壳 50 克，冬瓜皮、西瓜皮各 30 克，红枣 10 克。

【制法】将葫芦壳、瓜皮、红枣加水 400 毫升，煎取 150 毫升。

【用法】代茶，频频饮用。每日 1 剂，当日饮完。

【功效】解酒养胃，健脾利湿。适用于醉酒及慢性酒精中毒者。

⑮ 杧果姜汁茶

【原料】杧果 1 个，姜汁适量。

【制法】将杧果洗净，切碎，加清水适量，水煎取汁。

【用法】代茶，频频饮用。每日 1 剂，当日饮完。

【功效】解酒护肝，和胃理气。适用于醉酒及慢性酒精中毒者。

⑯ 枳壳陈皮茶

【原料】枳壳、陈皮各 20 克。

【制法】将原料择净，放入茶杯中，加入开水适量，密封浸泡 10 分钟。

【用法】代茶，频频饮用，可连续冲泡 3～5 次。每日 1 剂，当日饮完。

【功效】解酒消胀，行气消食。适用于酒积腹胀，恶心欲呕。

⑰ 二皮麦芽茶

【原料】桂皮、青皮各 5 克，麦芽 30 克。

【制法】将原料择净，放入茶杯中，加入开水适量，加盖闷 10 分钟。

【用法】代茶，频频饮用，可连续冲泡 3～5 次。每日 1 剂，当日饮完。

【功效】解酒消胀，行气消食。适用于酒积腹胀，恶心欲呕。

⑱ 桂皮麦芽茶

【原料】桂皮 10 克，麦芽 30 克。

【制法】将原料择净，放入茶杯中，加入开水适量，加盖闷 10 分钟。

【用法】代茶，频频饮用，可连续冲泡 3～5 次。每日 1 剂，当日饮完。

【功效】解酒消胀，行气消食。适用于酒积腹胀，恶心欲呕。

⑲ 清肝解酒茶

【原料】葛根、茵陈蒿、白茅根、云茯苓、山楂、佩兰各 10 克。

【制法】将上药择净，放入药罐中，加入清水适量浸泡 10～15 分钟后，水煎取汁。

【用法】代茶，频频饮用。每日 1 剂，当日饮完。

【功效】解酒护肝，清热利湿。适用于酒精性肝病。

⑳ 乌梅山楂甘草茶

【原料】乌梅 75 克，白糖 450 克，山楂 50 克，甘草（或甜叶菊叶）5 克。

【制法】将乌梅、山楂、甘草（或甜叶菊干叶）洗净，用 500 毫升开水浸泡 3 小时，无菌纱布过滤，滤渣再用 500 毫升开水浸泡 2 小时后过滤。将两次浸出液合并，加糖加水至 3000 毫升，然后煮沸 3 分钟，冷却即成。

【用法】代茶，频频饮用。每日 1 剂，当日饮完。

【功效】醒酒解酒。适用于醉酒。

㉑ 清咽解酒茶

【原料】沙参、乌梅肉、生甘草、天冬、桔梗、玄参各 50 克。

【制法】将诸药分别捣碎后，混匀，每取 15 克左右，每日 3 次，开水冲泡。

【用法】代茶，频频饮用，可连续冲泡 3～5 次。每日 1 剂，当日饮完。

【功效】解酒，清热，利咽。适用于醉酒呕吐后咽痒不适、咽干、干咳等。

㉒ 绿豆甘草茶

【原料】绿豆 100 克，甘草粉 6 克。

【制法】加水煎煮，取汁 500～800 毫升。

【用法】代茶，频频饮用。每日 1 剂，当日饮完。

【功效】醒酒，解酒。适用于急性酒精中毒。

㉓ 姜黄板蓝根茶

【原料】姜黄 20 克，板蓝根 15 克。

【制法】将上药共研细末，加水煎煮，去渣，取汁。

【用法】代茶，频频饮用。每日 1 剂，当日饮完。

【功效】醒酒，解酒。适用于酒精性肝病等。

24 橄榄酸梅茶

【原料】鲜橄榄 60 克，杨梅 10 克，白糖适量。

【制法】将橄榄、杨梅稍捣烂，加清水 3 碗煎取 1 碗，去渣加白糖适量调味。

【用法】代茶，频频饮用。每日 1 剂，当日饮完。

【功效】清热生津，止咳化痰，解酒化积。适用于醉酒及慢性酒精中毒者。

25 葛根龙御茶

【原料】葛根、枳椇子、橘皮、枸杞子等。

【制作】将以上药食两用之品洗净，烘干研成粗末，装入绵纸袋中，每袋 5 克。

【用法】代茶，频频饮用，每袋可连续冲泡 3～5 次。每日 1～2 袋，当日饮完。

【功效】养肝调肝，解酒，改善颈椎，生津止渴。常饮可治疗嗜酒，酗酒，酒精性肝炎，酒精性脂肪肝及颈椎病。

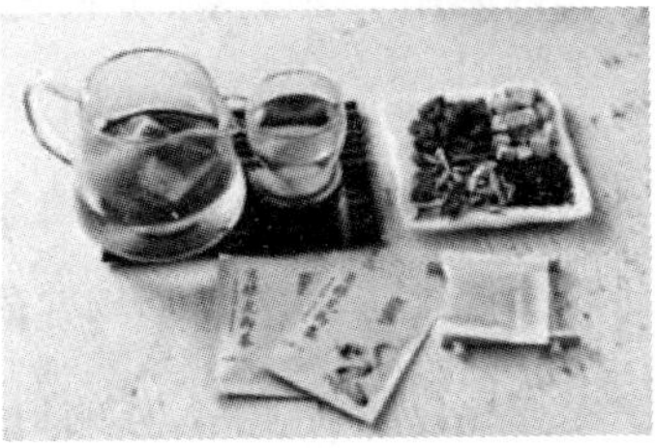

五、排毒解毒类药茶

“人体排毒”这个保健方法，早在 20 多年前便风靡欧美各国和部分亚洲国家。近 10 年来，排毒、去毒、解毒、清毒等新名词也常常见诸国内的报刊和广告词中，为人类健康带来了新的理念，成为当前一个时髦的热门话题。

高脂饮食、高盐饮食、营养过剩、酗酒、抽烟、熏烤煎炸食物、霉变食物、食品添加剂、果蔬残留农药、化学药物的不良反应、空气中的有毒排放物、居室污染等，越来越多的外来毒素充斥在人们的生活之中，同时，新陈代谢过程中产生的自由基及营养元素过多或过少导致的内生毒素也无孔不入地侵袭着人们的机体。便秘、口臭、痤疮、头痛、健忘、注意力分散等体内毒素积聚所发出的信号尚未引起大家的重视。中医学认为，毒有广义、狭义之分：广义之毒是指外感风、寒、暑、湿、燥、火六淫之邪，或内伤七情、过劳过逸、饮食不节，致使体内阴阳失去平衡，脏腑功能失调，气血运行不畅而产生的一系列病理代谢产物，如痰饮、血瘀、浊脂、积食、宿便、内湿等；狭义之毒系指药物毒、食物毒、蛇虫毒、漆毒、火毒、热毒等。西医学认为，人体在新陈代谢过程中产生的废物和肠道内滞留的食物残渣的腐败产物，为体内毒素的主要来源。

在正常情况下，人体的自身防御系统是可以发挥排毒、解毒作用的，如肝脏是人体重要的解毒器官，多种毒素可通过肝脏的化学反应变为低毒或无毒；肾脏是重要的排毒器官，可过滤血液和尿液中的尿素及蛋白质分解后产生的废物，再通过尿液排出体外；肠道可排出粪毒；皮肤、呼吸道和淋巴系统也有排毒、解毒功能。但是，当体内“垃圾”超过一定限度，或者人体的内脏出现“亚健康”状态或发生病变，毒素便会留存在体内。采用天然食物及食疗食养验方来排毒、解毒，取材方便，价格低廉，简便易行，效果良好，无不良反应，群众乐于接受，被称为“既能排毒又能饱口福的妙招”，是一种值得重视及有推广价值的排毒、解毒方法。

① 芹菜银杏叶茶

【原料】新鲜芹菜 250 克，银杏叶（干品）10 克。

【制作】将银杏叶（干品）洗净，晒干或烘干，研成粗末，一分为二，装入绵纸袋中，封口挂线，备用。将新鲜芹菜择洗干净，保留叶、茎及连叶柄的根部，切碎，放入榨汁机中，快速绞榨取汁，装瓶备用。

【用法】代茶，频频饮用。每日1剂，当日饮完。

【功效】平肝降压，调脂减肥，清热解毒，通便排毒。常饮可补充维生素，促进粪便排出，降低血中胆固醇，且能解酒毒。对伴有高血压、血脂异常、冠心病、动脉粥样硬化、尿路感染、流行性腮腺炎、各类肿毒者尤为适宜。

2 绞股蓝银杏叶茶

【原料】绞股蓝10克，银杏叶10克。

【制作】先将绞股蓝、银杏叶分别洗净，晒干或烘干，共研成粗末，一分为二，装入绵纸袋中，封口挂线即成。

【用法】代茶，频频饮用，可连续冲泡3～5次。每日1剂，当日饮完。

【功效】益气补脾，排毒解毒，防癌抗癌，解热止咳，降压降脂。常饮可增强抵抗力，消除疲劳，消除脂毒及血糖高之毒、血黏稠之毒、高血尿酸之毒、肌毒、脑毒、癌毒。对患有免疫功能低下、血脂异常、糖尿病、痛风者尤为适宜。

3 海藻茶

【原料】海藻15克。

【制作】将海藻用冷开水轻轻漂洗，收集后，入锅内，加水浓煎两次，每次30分钟，合并两次煎液，煮至300毫升。

【用法】代茶，频频饮用。每日1剂，当日饮完。

【功效】软坚散结，排毒养颜，利尿去毒，降脂抗癌。常饮可促使体内放射性物质随尿液排出体外，吸收血液中胆固醇并排出体外，通利大便促使粪毒的排泄。对伴有单纯性甲状腺肿大及碘缺乏症、高血压病、动脉粥样硬化者尤为适宜。

4 绞股蓝山楂茶

【原料】绞股蓝 15 克，生山楂 30 克。

【制作】先将绞股蓝、生山楂分别拣杂、洗净，切碎后同放入砂锅内，加水煎煮 30 分钟，过滤，去渣取汁即成。

【用法】代茶，频频饮用。每日 1 剂，当日饮完。

【功效】益气补脾，排毒解毒，防癌抗癌，解热止咳，降压降脂。常饮可增强抵抗力，消除疲劳，消除脂毒及血糖高之毒、血黏稠之毒、高血尿酸之毒、肌毒、脑毒、癌毒。对患有免疫功能低下、血脂异常、糖尿病、痛风者尤为适宜。

5 菊花山楂茶

【原料】菊花 10 克，山楂 10 克，绿茶 3 克。

【制作】将菊花、山楂、茶叶一起放入茶杯中，加沸水冲泡，加盖闷 15 分钟即成。

【用法】代茶，频频饮用，可连续冲泡 3～5 次。每日 1 剂，当日饮完。

【功效】提神醒脑，止渴生津，利尿降压，祛脂解毒。常饮可抑制癌毒，阻断亚硝胺在体内合成，对抗烟毒害，减少胃肠道有毒物质的积聚，有明显防癌抗癌作用。

6 陈皮山楂乌龙茶

【原料】陈皮 10 克，山楂 30 克，乌龙茶 5 克。

【制作】将陈皮、山楂放入锅内，加水适量，煎煮 30 分钟，去渣取汁，冲泡乌龙茶，加盖闷 10 分钟即成。

【用法】代茶，频频饮用。每日 1 剂，当日饮完。

【功效】提神醒脑，止渴生津，利尿降压，祛脂解毒。常饮可抑制癌毒，阻碍亚硝胺在体内合成，对抗烟毒，减少胃肠道有毒物质的积聚，有明显防癌抗癌作用。

7 乌梅山楂茶

【原料】乌梅 10 枚,生山楂 15 克,绿茶 10 克。

【制作】将三味药同放入锅内,加适量水煎煮 20 分钟,取汁即成。

【用法】代茶,频频饮用。每日 1 剂,当日饮完,最后嚼食山楂。

【功效】提神醒脑,止渴生津,利尿降压,祛脂解毒。常饮可抑制癌毒,阻碍亚硝胺在体内合成,对抗烟毒,减少胃肠道有毒物质的积聚,有明显防癌抗癌作用。

8 无花果绿茶

【原料】无花果 2 枚,绿茶 10 克。

【制作】将以上二味药放入锅内,加水共煎 15 分钟,取汁即成。

【用法】代茶,频频饮用。每日 1 剂,当日饮完。

【功效】提神醒脑,止渴生津,利尿降压,祛脂解毒。常饮可抑制癌毒,阻碍亚硝胺在体内合成,对抗烟毒,减少胃肠道有毒物质的积聚,有明显防癌抗癌作用。

9 青果乌龙茶

【原料】青果 10 克,乌龙茶 5 克。

【制作】将以上二味药放入锅内,加适量水同煎,取汁即成。

【用法】代茶,频频饮用。每日 1 剂,当日饮完。

【功效】提神醒脑,止渴生津,利尿降压,祛脂解毒。常饮可抑制癌毒,阻碍亚硝胺在体内合成,对抗烟毒,减少胃肠道有毒物质的积聚,有明显防癌抗癌作用。

10 芦荟茶

【原料】芦荟 1 克,绿茶 3 克。

【制作】将以上二味药直接放入有盖杯中，用沸水冲泡，加盖，闷5分钟即成。

【用法】代茶，频频饮用，可连续冲泡3～5次。每日1剂，当日饮完。

【功效】泻下排毒，通便杀菌，美容，抗过敏，抗病毒。常饮可防治习惯性便秘。对抗病毒性皮肤病、带状疱疹等疾病尤为适宜。

⑪ 甜杏仁绿茶

【原料】甜杏仁6克，绿茶3克。

【制作】将甜杏仁用冷开水快速洗净，打碎，倒入小锅内，用中火烧沸后冲泡茶叶，加盖，闷5分钟即可。

【用法】代茶，频频饮用，可连续冲泡3～5次。每日1剂，当日饮完。

【功效】止咳化痰，润肠通便，防癌抗癌。常饮可排除粪毒，防治习惯性便秘。对兼有咳嗽气喘者尤为适宜。

⑫ 双花桑菊茶

【原料】金银花、桑叶、菊花、薄荷等。

【制作】将以上药食两用之品洗净，烘干研成粗末，装入绵纸袋中，每袋5克。

【用法】代茶，频频饮用，每袋可连续冲泡3～5次。每日1～2袋，当日饮完。

【功效】祛痘平肤，清热祛湿，消炎降火，发散风热。常饮可治疗面部痤疮，牙龈肿痛，咽喉肿痛，口腔溃疡，风热感冒，湿热体质，头面部油脂增多。

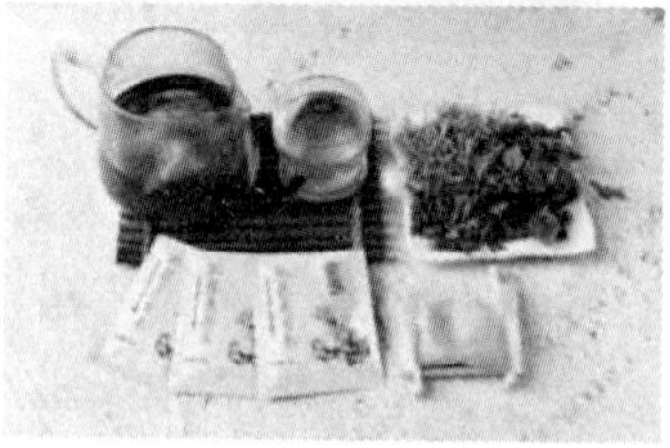

疾病治疗篇

JIBING
ZHILIAO PIAN

一、呼吸系统疾病食疗药茶

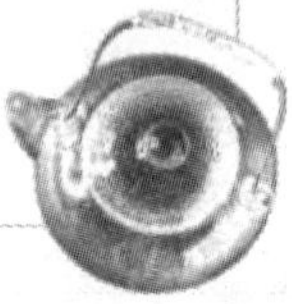

(一)急性支气管炎

急性支气管炎是指受细菌、病毒感染,或物理、化学因素的刺激以及过敏因素反应而造成的支气管急性炎症:风寒型急性支气管炎可选用苏叶、防风、荆芥、麻黄、桂枝、桔梗、前胡、杏仁、生姜、陈皮、芥菜、红茶、红糖等药物与食物制成的药茶;风热型急性支气管炎可选用金银花、连翘、黄芩、鱼腥草、枇杷叶、瓜蒌皮、杏仁、桔梗、桑叶、梨、枇杷、白萝卜等药物与食物制成的药茶;燥热型急性支气管炎可选用百合、天冬、麦冬、玉竹、杏仁、枇杷叶、贝母、梨、甘蔗、罗汉果、柿饼等药与食物制成的药茶。饮食宜清淡,可选用高热量、高维生素、低脂肪等营养丰富的食物。忌食肥腻、辛辣、煎炸及海腥食物,忌饮酒,须戒烟。

① 麻黄杏仁萝卜茶

【原料】白萝卜 250 克,炙麻黄 5 克,杏仁 15 克,炙甘草 3 克,蜂蜜 30 克。

【制作】将白萝卜洗净,切片,放入蒸碗内,加洗净的炙麻黄、炙甘草、杏仁放入蒸笼内，用大火蒸30分钟后加蜂蜜和水冲调即成。

【用法】代茶，频频饮用。每日1剂，当日饮完。

【功效】疏风散寒，宣肺止咳。适用于风寒型急性支气管炎，症见咳嗽声重，气急咽痒，痰稀色白，恶寒发热，无汗，头痛鼻塞，关节酸痛，舌苔薄白，脉浮等。

② 杏苏速溶茶

【原料】杏仁颗粒剂1袋（含生药10克），紫苏颗粒剂1袋（含生药10克），前胡颗粒剂1袋（含生药10克），制半夏颗粒剂1袋（含生药6克），陈皮颗粒剂1袋（含生药6克），桔梗颗粒剂1袋（含生药6克），甘草颗粒剂1袋（含生药3克）。

【制作】将以上药物颗粒剂放入杯中，用沸水冲泡，待颗粒充分溶化即成。

【用法】代茶，频频饮用。每日1剂，当日饮完。

【功效】疏风散寒，宣肺止咳。适用于风寒型急性支气管炎，症见咳嗽声重，气急咽痒，痰稀色白，恶寒发热，无汗，头痛鼻塞，关节酸痛，舌苔薄白，脉浮，等等。

③ 生姜桔梗红糖茶

【原料】鲜生姜20克，桔梗15克，红糖15克。

【制作】鲜生姜洗净，切片。桔梗洗净，切段。桔梗段与生姜片同放入砂锅中，加适量水，大火煮沸后，改用小火煨煮30分钟，用洁净的纱布过滤，去渣留汁，加入红糖继续煨煮至沸即成。

【用法】代茶，频频饮用。每日1剂，当日饮完。

【功效】疏风散寒，宣肺止咳。适用于风寒型急性支气管炎。

④ 鱼腥草枇杷茶

【原料】干鱼腥草20克，桑白皮30克，枇杷叶30克，蜂蜜30克。

【制作】先将干鱼腥草拣去杂质后，洗净，放入砂锅中，加清水浸泡 30 分钟，再将桑白皮、枇杷叶切碎，装入纱布袋中，扎紧袋口，一并放入砂锅中，加适量水，用大火煮沸后，改用中火煎煮 30 分钟，取出药袋，趁温热调入蜂蜜，拌和均匀即成。

【用法】代茶，频频饮用。每日 1 剂，当日饮完。

【功效】疏风散寒，宣肺止咳。适用于风热型急性支气管炎，症见咳嗽不爽，痰稠而黄，口渴咽痛，发热怕风，汗出，苔薄黄，脉浮数。

5 银花桑杏茶

【原料】金银花 30 克，桑叶 30 克，杏仁 15 克。

【制作】桑叶洗净，剪碎，装入纱布袋中，扎紧袋口，备用。将杏仁放入清水中浸泡片刻，与洗净的金银花同放入砂锅，放入桑叶袋，加适量水，先用大火煮沸，再用小火煎煮 30 分钟，待杏仁熟烂，取出药袋即成。

【用法】代茶，频频饮用。每日 1 剂，当日饮完。

【功效】祛风清肺，止咳化痰。适用于风热型急性支气管炎。

6 桑菊速溶茶

【原料】桑叶颗粒剂 1 袋（含生药 10 克），菊花颗粒剂 1 袋（含生药 6 克），薄荷颗粒剂 1 袋（含生药 6 克），桔梗颗粒剂 1 袋（含生药 10 克），杏仁颗粒剂 1 袋（含生药 10 克），前胡颗粒剂 1 袋（含生药 10 克），甘草颗粒剂 1 袋（含生药 3 克）。

【制作】将以上药物颗粒剂放入杯中，用沸水冲泡，待颗粒充分溶化即成。

【用法】代茶，频频饮用。每日 1 剂，当日饮完。

【功效】祛风清肺，止咳化痰。适用于风热型急性支气管炎。

7 川贝雪梨茶

【原料】川贝母粉 5 克，雪梨 1 只（约 250 克）。

【制作】用温开水将雪梨反复清洗干净，去除梨柄、梨核，切成片状，放入锅中，加川贝母粉和适量水，先以大火煮沸，再用小火煨炖60分钟即成。

【用法】代茶，频频饮用。每日1剂，当日饮完。

【功效】清肺，润肺，止咳。适用于燥热型急性支气管炎。

⑧ 百合甜杏茶

【原料】鲜百合60克，甜杏仁15克，绵白糖20克。

【制作】将鲜百合掰成瓣，洗净。将甜杏仁淘洗后，放入砂锅，加适量水，用大火煮沸后放入鲜百合，改用小火煨煮1小时，待鲜百合烂、甜杏仁熟透时调入绵白糖，拌匀即成。

【用法】代茶，频频饮用。每日1剂，当日饮完。

【功效】清肺，润肺，止咳。适用于燥热型急性支气管炎。

⑨ 罗汉果柿饼茶

【原料】罗汉果1个，柿饼2个，冰糖30克。

【制作】将罗汉果洗净，晒干或烘干，研成粗粉。柿饼洗净后切碎，放入大碗中，加适量温开水，搅拌成泥糊状，边加水边调入砂锅，用小火煨煮，加入罗汉果粉及冰糖后，再用小火煨煮10分钟，拌匀呈稀糊状即成。

【用法】代茶，频频饮用。每日1剂，当日饮完。

【功效】润肺止咳，清肺化痰。适用于燥热型急性支气管炎。

⑩ 桑杏速溶茶

【原料】桑叶颗粒剂1袋（含生药10克），杏仁颗粒剂1袋（含生药10克），浙贝母颗粒剂1袋（含生药10克），南沙参颗粒剂1袋（含生药10克），山栀颗粒剂1袋（含生药10克），黄芩颗粒剂1袋（含生药10克），瓜蒌皮颗粒剂1袋（含生药10克），炙甘草颗粒剂1袋（含生药3克）。

【制作】将以上药物颗粒剂放入杯中，用沸水冲泡，待颗粒充分溶化即成。

【用法】代茶，频频饮用。每日 1 剂，当日饮完。

【功效】适用于燥热型急性支气管炎。

（二）慢性支气管炎

慢性支气管炎是指长期反复咳嗽、咯痰或伴有喘息，或反复感染的呼吸道疾病。饮食宜选择清淡而营养丰富的食物。病情属寒者可选用麻黄、桂枝、杏仁、半夏、生姜、干姜、橘皮、芥菜等药物与食物制成的药茶，属热者可选用银花、黄芩、桑白枝、川贝、炙麻黄、生石膏、萝卜、白菜、茼蒿、梨、柿、荸荠等药物与食物制成的药茶，体虚者可选用枇杷、百合、核桃仁、白果、蜂蜜、猪肺、沙参、麦冬等药物与食物制成的药茶。禁烟、忌酒；慎食辛辣刺激性食物；少吃黄鱼、带鱼、蟹、虾、肥肉、动物内脏等海鲜和油腻食品；食物宜淡不宜咸，不宜过甜。

1 橘皮茶

【原料】鲜橘皮 30 克。

【制作】将鲜橘皮反复洗净，入锅，加水煎煮 15 分钟去渣即成。

【用法】代茶，频频饮用。每日 1 剂，当日饮完。

【功效】止咳化痰。适用于各种慢性支气管炎。

2 莱菔子茶

【原料】莱菔子 20 克。

【制作】淘净莱菔子，晾干，放入有盖杯中，用沸水冲泡，加盖闷 15 分钟即可饮用。

【用法】代茶，频频饮用，可连续冲泡 3～5 次。每日 1 剂，当日饮完。

【功效】止咳化痰。适用于各种慢性支气管炎。

3 鱼腥草黄芩茶

【原料】鱼腥草颗粒剂 2 袋(含生药 20 克),黄芩颗粒剂 1 袋(含生药 10 克)。

【制作】将以上药物颗粒剂放入杯中,用沸水冲泡,待颗粒充分溶化即成。

【用法】代茶,频频饮用。每日 1 剂,当日饮完。

【功效】清热化痰。适用于痰热阻肺型慢性支气管炎。

4 麻杏芩甘速溶茶

【原料】炙麻黄颗粒剂 1 袋(含生药 6 克),杏仁颗粒剂 1 袋(含生药 10 克),黄芩颗粒剂 1 袋(含生药 10 克),生甘草颗粒剂 1 袋(含生药 3 克),制半夏颗粒剂 1 袋(含生药 6 克),桑白皮颗粒剂 1 袋(含生药 10 克),川贝母颗粒剂 1 袋(含生药 5 克)。

【制作】将以上药物颗粒剂放入杯中,用沸水冲泡,待颗粒充分溶化即成。

【用法】代茶,频频饮用。每日 1 剂,当日饮完。

【功效】清热化痰。适用于痰热阻肺型慢性支气管炎。

5 麻黄萝卜蜜茶

【原料】白萝卜 250 克,麻黄粉 2 克,白胡椒粉 1 克,蜂蜜 30 克。

【制作】将白萝卜洗净、切片后放入大瓷碗内,倒入蜂蜜及麻黄粉、白胡椒粉,隔水蒸 30 分钟即成。

【用法】代茶,频频饮用。每日 1 剂,当日饮完。

【功效】疏风散寒,止咳平喘。适用于风寒犯肺型慢性支气管炎,症见咳嗽气急,甚至不能平卧,痰多、色白、质稀、易于咯出,或见背冷恶寒,头痛鼻塞,舌质淡黄、苔薄白或白滑,脉浮紧。每因受寒而发作。

6 麻桂杏仁速溶茶

【原料】炙麻黄颗粒剂 1 袋(含生药 6 克),桂枝颗粒剂 1 袋(含生药 6 克),白芎颗粒剂 1 袋(含生药 10 克),杏仁颗粒剂 1 袋(含生药 10 克),细辛颗粒剂 1 袋(含生药 3 克),干姜颗粒剂 1 袋(含生药 6 克),制半夏颗粒剂 1 袋(含生药 6 克),葶苈子颗粒剂 1 袋(含生药 3 克)。

【制作】将以上药物颗粒剂放入杯中,用沸水冲泡,待颗粒充分溶化即成。

【用法】代茶,频频饮用。每日 1 剂,当日饮完。

【功效】清热化痰。适用于痰热阻肺型慢性支气管炎。

7 苏子生姜枣茶

【原料】紫苏子 15 克,生姜 10 克,红枣 10 枚。

【制作】生姜洗净、切片,与洗净的紫苏子、红枣同入砂锅,加适量水,先用大火煮沸,再用小火煨煮至汁尽,取出红枣即成。

【用法】代茶,频频饮用。每日 1 剂,当日饮完。

【功效】疏风散寒,止咳平喘。适用于风寒犯肺型慢性支气管炎。

8 沙参杏仁茶

【原料】北沙参颗粒剂 1 袋(含生药 3 克),玉竹颗粒 1 袋(含生药 6 克),麦冬颗粒剂 1 袋(含生药 10 克),杏仁颗粒剂(含生药 10 克),川贝颗粒剂 1 袋(含生药 6 克)。

【制作】将以上药物颗粒剂放入杯中,用沸水冲泡,待颗粒充分溶化即成。

【用法】代茶,频频饮用。每日 1 剂,当日饮完。

【功效】养阴润燥,清肺化痰。适用于燥热伤肺型慢性支气管炎,症见干咳无痰,或痰少质稠、鼻咽干燥,或痰中夹血丝,舌质红、苔少,脉细数。

9 百合杏仁茶

【原料】百合 100 克,杏仁 10 克,蜂蜜 30 克。

【制作】将百合掰开、洗净,与杏仁同入砂锅,加适量水,用中火煨煮至酥烂,离火加入蜂蜜,调和成稠茶即成。

【用法】代茶，频频饮用。每日 1 剂，当日饮完。

【功效】养阴润燥、清肺化痰。适用于燥热伤肺型慢性支气管炎。

⑩ 杏仁莲子甜茶

【原料】太子参 15 克，苏子 10 克，杏仁 100 克，陈皮 6 克，制半夏 10 克，茯苓 10 克，白糖 20 克。

【制作】将前六味药浸泡 30 分钟，入锅加水蒸煮 2 次，每次 20 分钟，合并滤液，调入白糖即成。

【用法】代茶，频频饮用。每日 1 剂，当日饮完。

【功效】补肺健脾、止咳化痰。适用于肺脾两虚型慢性支气管炎，症见咳嗽气喘，气短乏力，身体困重，大便溏，舌淡胖、苔白。

⑪ 参苓白术速溶茶

【原料】党参颗粒剂 1 袋(含生药 10 克)，白术颗粒剂 1 袋(含生药 10 克)，茯苓颗粒剂 1 袋(含生药 10 克)，陈皮颗粒剂 1 袋(含生药 6 克)，浙贝颗粒剂 1 袋(含生药 10 克)，前胡颗粒剂 1 袋(含生药 10 克)，炙甘草颗粒 1 袋(含生药 3 克)。

【制作】将以上药物颗粒剂放入杯中，用沸水冲泡，待颗粒充分溶化即成。

【用法】代茶，频频饮用。每日 1 剂，当日饮完。

【功效】补肺健脾，止咳化痰。适用于肺脾两虚型慢性支气管炎，症见咳嗽气喘，气短乏力，身体困重，大便溏，舌淡胖、苔白。

⑫ 二参麦冬五味子速溶茶

【原料】太子参颗粒剂 1 袋(含生药 10 克)，南沙参颗粒剂 1 袋(含生药 10 克)，麦冬颗粒剂 1 袋(含生药 10 克)，五味子颗粒剂 1 袋(含生药 6 克)，浙贝母颗粒剂 1 袋(含生药 10 克)，杏仁颗粒剂 1 袋(含生药 10 克)，炙甘草颗粒剂 1 袋(含生药 3 克)。

【制作】将以上药物颗粒剂放入杯中，用沸水冲泡，待颗粒充分溶化即成。

【用法】代茶，频频饮用。每日1剂，当日饮完。

【功效】益气养阴，润肺化痰。适用于气阴两虚型慢性支气管炎，症见咳嗽日久不愈，口干舌燥，痰少质稠，神疲乏力，舌质偏红，脉细数。

⑬ 百清茶

【原料】杏仁、白茅根、鲜芦根、蒲公英等。

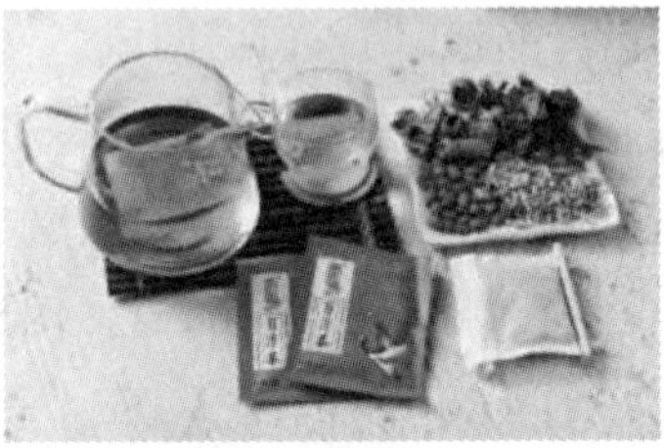

【制作】将以上药食两用之品洗净，烘干后研成粗末，装入绵纸袋中，每袋5克。

【用法】代茶，频频饮用，每袋可连续冲泡3～5次。每日1～2袋，当日饮完。

【功效】滋阴清热，止咳化痰，清肺润燥、抗雾霾。常饮可治疗慢性支气管炎，减少雾霾伤害，治疗接触粉尘、二手烟及吸烟过多引起的口苦、咳嗽、痰多等。

（三）支气管哮喘

支气管哮喘是以支气管平滑肌痉挛为主要表现的变态反应性疾病。患者可选用炙麻黄、杏仁、黑苏子、白苏子、五味子、葶苈子、桑白皮、白芥子、银杏、干姜、蛤蚧、人参等药材制作的药茶。饮食以清淡为原则，可常吃新鲜绿叶蔬菜、萝卜、丝瓜、山药、刀豆等食物。梨、橘子、枇杷、广柑、核桃仁等果品也可选用。体虚者可选用鸡肉、鸭肉、鹌鹑、鲤鱼、海蜇、胎盘、狗肉、芡实、燕窝、冬虫夏草、蛤蚧、白果、百合、无花果、黑芝麻、蜂蜜、甜杏仁等食物及药食兼用之品。禁烟、忌酒；体质过敏者或有遗传因素者，忌食虾、蟹、海鱼等过敏性食物；慎用冷饮及生冷食物。

① 三子杏仁茶

【原料】紫苏子颗粒剂 1 袋(含生药 10 克),白芥子颗粒剂 1 袋(含生药 10 克),莱菔子颗粒剂 1 袋(含生药 10 克),杏仁颗粒剂 1 袋(含生药 10 克)。

【制作】将以上药物颗粒剂放入杯中,用沸水冲泡,待颗粒充分溶化即成。

【用法】代茶,频频饮用,可连续冲泡 3~5 次。每日 1 剂,当日饮完。

【功效】降气化痰,止咳平喘。适用于各型支气管哮喘。

② 白果蜂蜜茶

【原料】白果 30 克,蜂蜜 30 毫升。

【制作】将白果去衣、胚芽,捣成泥状,加入蜂蜜及少量开水,冲调均匀即成。

【用法】代茶,频频饮用。每日 1 剂,当日饮完。

【功效】润肺降气平喘。适用于各型支气管哮喘。

③ 麻黄杏仁茶

【原料】炙麻黄 10 克,杏仁 15 克,炙甘草 3 克。

【制作】将炙麻黄、杏仁、炙甘草同放入锅中,加适量水,煎煮 2 次,每次 20 分钟,去渣取药汁,备用。

【用法】代茶,频频饮用,可连续冲泡 3~5 次。每日 1 剂,当日饮完。

【功效】散寒化痰,止咳平喘。适用于寒痰伏肺型支气管哮喘,症见喘促气逆,喉中痰鸣,胸膈满闷,或咳嗽、痰稀薄色白有泡沫,或痰呈黏沫状、体寒怕冷,天冷或受寒易发,舌苔白。

④ 干姜茯苓茶

【原料】干姜 120 克,白茯苓 240 克。

【制作】将干姜、白茯苓分别洗净,晒干或烘干,共研成粗粉,瓶装备用,每次取粉 30 克,用沸水冲泡即成。

【用法】代茶，频频饮用，可连续冲泡3～5次。每日1剂，当日饮完。

【功效】散寒化痰，止咳平喘。适用于寒痰伏肺型支气管哮喘。

5 党参蛤蚧速溶茶

【原料】党参颗粒剂1袋(含生药10克)，蛤蚧颗粒剂1袋(含生药6克)，川贝母颗粒剂1袋(含生药6克)，桑白皮颗粒剂1袋(含生药10克)，知母颗粒剂1袋(含生药10克)，杏仁颗粒剂1袋(含生药10克)，茯苓颗粒剂1袋(含生药10克)，炙甘草颗粒剂1袋(含生药3克)。

【制作】将以上药物颗粒剂放入杯中，用沸水冲泡，待颗粒充分溶化即成。

【用法】代茶，频频饮用。每日1剂，当日饮完。

【功效】补肺益肾，固本定喘。适用于脾肾阳虚型支气管哮喘，症见哮喘日久难愈，胸闷难以平卧，痰多色白，畏寒怕冷，脉细弱。

6 桂附苓术速溶茶

【原料】制附子颗粒剂1袋(含生药3克)，桂枝颗粒剂1袋(含生药6克)，茯苓颗粒剂1袋(含生药10克)，白术颗粒剂(含生药10克)，泽泻颗粒剂1袋(含生药10克)，葶苈子颗粒剂1袋(含生药10克)，炙甘草颗粒剂(含生药3克)。

【制作】将以上药物颗粒剂放入杯中，用沸水冲泡，待颗粒充分溶化即成。

【用法】代茶，频频饮用。每日1剂，当日饮完。

【功效】补肺益肾，固本定喘。适用于脾肾阳虚型支气管哮喘。

7 参桂五味子速溶茶

【原料】党参颗粒剂1袋(含生药10克)，肉桂颗粒剂1袋(含生药3克)，五味子颗粒剂1袋(含生药6克)，菟丝子颗粒剂1袋(含生药10克)，炙甘草颗粒剂1袋(含生药3克)。

【制作】将以上药物颗粒剂放入杯中，用沸水冲泡，待颗粒充分溶化即成。

【用法】代茶，频频饮用。每日1剂，当日饮完。

【功效】补肺益肾，固本定喘。适用于脾肾阳虚型支气管哮喘。

8 参芪黄精速溶茶

【原料】炙黄芪颗粒剂2袋（含生药10克），党参颗粒剂1袋（含生药10克），白术颗粒剂1袋（含生药10克），杏仁颗粒剂1袋（含生药10克），炙白前颗粒剂1袋（含生药10克），炙甘草颗粒剂1袋（含生药3克）。

【制作】将以上药物颗粒剂放入杯中，用沸水冲泡，待颗粒充分溶化即成。

【用法】代茶，频频饮用。每日1剂，当日饮完。

【功效】补肺定喘。适用于肺气不足型支气管哮喘，症见哮喘日久，心慌气短，咳嗽无力，畏风自汗，食少形瘦，倦怠乏力，舌质淡，脉虚。

9 蛹虫草枸杞子茶

【原料】蛹虫草（人工培植的冬虫夏草子实体）5克，枸杞子10克，五味子5克。

【制作】将以上药物同放入杯中，用沸水冲泡，加盖闷5分钟即成。

【用法】代茶，频频饮用，可连续冲泡3～5次。每日1剂，当日饮完。

【功效】补肺益肾，润燥定喘。适用于肺肾阴虚型支气管哮喘，症见喘急气促，或哮喘持续，咳呛痰少，口燥咽干，烦热颧红，舌红少苔，脉细数。

（四）肺炎

肺炎是指由肺部急性感染而引起的肺实质性炎症。患者可选用银花、连翘、黄芩、鱼腥草、蒲公英、芦根、大青叶、桑叶、桑白皮、白毛夏枯草、枇杷叶、贝母、瓜蒌皮等药材制成的药茶。饮食以清淡、易消化的食物为主。急性期多饮开水，可饮含蛋白质和纤维素的流质、半流质食物，忌服温燥、煎炸的易使人上火的食物，忌过早服食滋补食品；恢复期可选用润肺养阴或补气生津的食物，忌食生冷、坚硬、易使人上火、肥腻及强刺激性食物。可选用荸荠、梨、枇杷叶、莲藕、橘皮、百合、杏仁、冬瓜仁、猪胆汁、甘蔗等食物。

① 鱼腥草蜜茶

【原料】鱼腥草 30 克,白茅根 30 克,连翘 15 克,蜂蜜 20 克。

【制作】将连翘洗净、切碎,放入纱布袋,扎口备用。鱼腥草洗净、切碎,白茅根洗净、切成段,两者同放入砂锅,加适量清水,浸泡 30 分钟,放入连翘袋,加适量清水,先用大火煮沸,再用小火煎煮 30 分钟,取出药袋,停火,趁温热加入蜂蜜,调匀即成。

【用法】代茶,频频饮用。每日 1 剂,当日饮完。

【功效】清肺止咳化痰。适用于肺炎急性期。

② 银花连翘杏仁茶

【原料】金银花 30 克,连翘 15 克,杏仁 10 克,蜂蜜 20 克。

【制作】将连翘、杏仁洗净,切碎,放入纱布袋中,扎口备用。将金银花洗净,放入砂锅,加清水浸泡片刻,加入连翘、杏仁药袋后,先用大火煮沸,再用小火煎煮 30 分钟,取出药袋,停火,趁温热加入蜂蜜,调匀即成。

【用法】代茶,频频饮用。每日 1 剂,当日饮完。

【功效】清肺止咳化痰。适用于肺炎急性期。

③ 鲜芦根银花茶

【原料】鲜芦根 250 克,金银花 15 克,黄芩 10 克,生甘草 3 克。

【制作】洗净鲜芦根,切成小段,与金银花、黄芩、生甘草一同放入砂锅,加适量水,浓煎 2 次,每次 20 分钟即成。

【用法】代茶,频频饮用。每日 1 剂,当日饮完。

【功效】清肺生津化痰。适用于肺炎急性期。

④ 蒲公英芦根茶

【原料】新鲜蒲公英250克，鲜芦根250克。

【制作】将蒲公英、芦根洗净同放入锅中，加水煎煮2次，合并滤汁即成。

【用法】代茶，频频饮用。每日1剂，当日饮完。

【功效】清肺止咳化痰。适用于肺炎急性期。

⑤ 雪梨凉茶

【原料】雪梨1000克，蜂蜜100克。

【制作】将雪梨果皮反复洗净，温开水浸泡1小时后用清水冲洗，连皮切成1厘米间方的小丁块，捣烂取汁。将雪梨渣浸入适量温开水中，浸泡30分钟，反复上述过程再取汁1次，合并2次滤汁，滤汁浓稠时加蜂蜜及少许凉开水，调拌均匀即成凉茶。如在夏、秋季节，宜放置冰箱冷藏。

【用法】代茶，频频饮用。每日1剂，当日饮完。

【功效】润肺清燥，止渴生津。适用于肺炎恢复期肺燥阴虚型患者。

⑥ 二冬川贝速溶茶

【原料】天冬颗粒剂2袋(含生药20克)，麦冬颗粒剂2袋(含生药20克)，川贝母颗粒剂1袋(含生药3克)，蜂蜜20克

【制作】将以上药物颗粒剂放入杯中，用沸水冲泡，待颗粒充分溶化即成。

【用法】代茶，频频饮用，可连续冲泡3～5次。每日1剂，当日饮完。

【功效】润肺清燥，止渴生津。适用于肺炎恢复期肺燥阴虚型患者。

⑦ 沙参麦冬杏仁茶

【原料】沙参20克，麦冬20克，杏仁20克，蜂蜜20克。

【制作】将沙参、麦冬、杏仁分别洗净，同放入砂锅，加适量水，浓煎2次，每次30分钟，合并两次煎汁，倒回砂锅，小火煨煮至沸，停火，加入蜂蜜，搅

匀即成。

【用法】代茶，频频饮用。每日 1 剂，当日饮完。

【功效】润肺清燥，止渴生津。适用于肺炎恢复期肺燥阴虚型患者。

⑧ 黄芪橘皮茶

【原料】黄芪 30 克，橘皮 30 克，杏仁 20 克，红糖 20 克。

【制作】洗净黄芪，切片。洗净橘皮、杏仁后晒干或烘干，研成细末。同放入有盖杯中，用沸水冲泡，可连续冲泡 3～5 次。

【用法】代茶，频频饮用，可连续冲泡 3～5 次。每日 1 剂，当日饮完。

【功效】润肺清燥，止渴生津。适用于肺炎恢复期肺燥阴虚型患者，症见发热已退，咳嗽气短，神疲乏力，自汗，苔白质淡，脉细小。

二、消化系统疾病食疗药茶

（一）急性胃炎

急性胃炎是指胃黏膜急性炎症。饮食以清淡流质为主，适当进食少渣、少油、易消化的稀软食物。还可选用金银花、蒲公英、黄连、橘皮、橘络、半夏、竹茹、枳壳等药材制成的药茶。饮食可选用大米粥、藕粉、马齿苋、生姜、扁豆、山楂、神曲等食物。忌食油腻厚味、生冷及难消化的食物，以及牛奶、蔗糖、香蕉、生梨、豆类及酸辣刺激性食物，禁酒，少吃含粗纤维多的蔬菜。

1 山楂生姜杨梅茶

【原料】焦山楂 30 克，生姜 15 克，鲜杨梅 30 克，精盐、白糖各适量。

【制作】将以上药物与食物同放入锅中，加水煎煮 30 分钟，去渣取汁即成。

【用法】代茶，频频饮用。每日 1 剂，当日饮完。

【功效】消食积，温胃和中。适用于食滞胃脘型急性胃炎患者，症见胃脘胀痛，呕吐，吐后痛减，嗳气泛酸，食少，大便夹不消化食物，苔厚腻。

2 三仙陈皮茶

【原料】焦谷、麦芽、六神曲 10 克，陈皮 6 克。

【制作】将以上药物同放入锅中，加水煎煮 30 分钟，去渣取汁即成。

【用法】代茶，频频饮用。每日 1 剂，当日饮完。

【功效】消食积，温胃和中。适用于食滞胃脘型急性胃炎患者，症见胃脘胀痛，呕吐，吐后痛减，嗳气泛酸，食少，大便夹不消化食物，苔厚腻。

3 山楂白术竹茹茶

【原料】焦山楂 15 克，白术 10 克，佩兰、竹茹各 6 克。

【制作】将上述原料加水煎煮 30 分钟，去渣取汁即成。

【用法】代茶，频频饮用。每日 1 剂，当日饮完。

【功效】健脾和胃，清热除湿，止呕吐。适用于肝郁气滞型急性胃炎患者。

4 枳实大黄山楂茶

【原料】枳实 15 克，生大黄 6 克，生山楂 15 克。

【制作】将枳实、生山楂洗净后放入锅中，加适量水，大火煮沸后，改中火煨15分钟，加入生大黄，再煮5分钟，去渣留汁即成。

【用法】代茶，频频饮用。每日1剂，当日饮完。

【功效】健脾和胃，清热除湿、止呕吐。适用于肝郁气滞型急性胃炎患者。

5 蒲公英淡盐水凉茶

【原料】鲜蒲公英500克，精盐1克。

【制作】春、夏蒲公英开花前或刚开花时，连根挖取，洗净。精盐用200毫升温水溶化。将蒲公英捣烂，取汁，兑入淡盐水中，即成凉茶。

【用法】代茶，频频饮用。每日1剂，当日饮完。

【功效】清胃利胆，清化湿热。适用于胃热炽盛型急性胃炎患者。

6 枳壳黄连蜜茶

【原料】枳壳10克，黄连6克，蜂蜜6克。

【制作】将枳壳、黄连放入锅中，加适量水，大火煮沸后，改中火煨15分钟，去渣留汁，待温后，兑入蜂蜜即成。

【用法】代茶，频频饮用。每日1剂，当日饮完。

【功效】清胃泻热，理气止痛。适用于胃热炽盛型急性胃炎患者，对兼有食滞者尤为适宜。

7 三花茶

【原料】金银花10克，佛手花5克，代代花5克。

【制作】将金银花、佛手花、代代花去杂质、洗净、晾干。放入大茶杯中，加沸水冲泡，加盖闷10分钟即成。

【用法】代茶，频频饮用，可连续冲泡3～5次。每日1剂，当日饮完。

【功效】清胃理气。适用于胃热炽盛型急性胃炎患者，对兼有气滞者尤为适宜。

⑧ 蛇舌草扁豆茶

【原料】扁豆 50 克，白花蛇舌草 30 克，大枣 10 枚。

【制作】将白花蛇舌草洗净，放入锅中，加适量水，大火煮沸后，改中火煨 30 分钟，去渣取汁。将扁豆、大枣洗净，倒入锅中，加入白花蛇舌草煎汁，并加适量清水，大火煮沸后，改小火煨煮 30 分钟即成。

【用法】代茶，频频饮用。每日 1 剂，当日饮完。

【功效】清胃解毒，健脾和中。适用于胃热炽盛型急性胃炎患者，亦适用于脾胃虚弱，余邪未清的急性胃炎恢复期患者。

⑨ 良附蜜茶

【原料】高良姜 10 克，制香附 10 克，吴茱萸 2 克，蜂蜜 30 克。

【制作】将高良姜、制香附、吴茱萸洗净，入锅，加水适量，用大火煮沸，改小火煎煮 20 分钟，去渣取汁。待药汁转温后兑入蜂蜜，搅匀即成。

【用法】代茶，频频饮用。每日 1 剂，当日饮完。

【功效】清胃散寒，行气止痛。适用于寒邪犯胃型急性胃炎患者，症见胃脘冷痛，变凉加重，四肢不温，呕吐清水，苔白，脉沉迟。

⑩ 姜汁砂仁茶

【原料】生姜汁 20 克，砂仁 5 克，陈皮 20 克。

【制作】将砂仁、陈皮洗净，入锅加水煮 20 分钟，去渣取汁，调入生姜汁即成。

【用法】代茶，频频饮用。每日 1 剂，当日饮完。

【功效】醒脾，通滞气，散寒饮，温肝肾。适用于寒邪犯胃型急性胃炎。

⑪ 二姜香附红糖茶

【原料】高良姜 15 克，干姜 15 克，香附 10 克，红糖 20 克。

【制作】将高良姜、干姜、香附洗净，入锅加水适量，大火煮沸，改小火煎煮 30

分钟，去渣取汁，趁热加入红糖，待红糖溶化即成。

【用法】代茶，频频饮用。每日1剂，当日饮完。

【功效】温胃散寒，理气通阳，和胃降逆。适用于寒邪犯胃型急性胃炎。

⑫ 干姜葱白红糖茶

【原料】干姜10克，葱白10克，红糖20克。

【制作】将干姜切片。鲜葱白洗净后切段。干姜先入锅中，加水煎煮15分钟，再入葱白、红糖，共煮5分钟，去渣取汁，即成。

【用法】代茶，频频饮用。每日1剂，当日饮完。

【功效】温胃散寒。适用于寒邪犯胃型急性胃炎。

⑬ 柴胡疏肝蜜茶

【原料】柴胡10克，枳壳6克，青皮、陈皮各6克，郁金10克，白芍15克，炙甘草3克，蜂蜜30克。

【制作】将以上七味中药洗净，入锅，加水适量，用大火煮沸，改小火煎煮30分钟，去渣取汁，待药汁转温后兑入蜂蜜搅搅匀即成。

【用法】代茶，频频饮用。每日1剂，当日饮完。

【功效】疏肝理气，和胃止痛。适用于肝郁气滞型急性胃炎，症见胃脘胀满，功撑作痛，痛及两胁，情志不畅，时更甚，或呕吐吞酸，嗳气频作，饮食减少，舌淡红，苔薄白，脉弦。

⑭ 橘皮竹茹柿饼茶

【原料】橘皮30克，竹茹30克，柿饼30克，生姜3克，白糖适量。

【制作】将前4味洗净，加适量水同煎20分钟，去渣取汁，加入白糖调匀即成。

【用法】代茶，频频饮用。每日1剂，当日饮完。

【功效】理气和胃，降逆止呕。适用于肝郁气滞型急性胃炎。

⑮ 橘络枳实茶

【原料】橘络 5 克，枳实 5 克，丝瓜络 10 克，柴胡 5 克，蜂蜜适量。

【制作】将上述原料放入砂锅中，加 2 杯水，煮至 1 杯，加入少许蜂蜜调味即成。

【用法】代茶，频频饮用。每日 1 剂，当日饮完。

【功效】止呕止痛。适用于肝郁气滞型急性胃炎。

⑯ 二梗茶

【原料】苏梗 20 克，藿梗 15 克，陈皮 10 克，绿茶 2 克。

【制作】将苏梗、藿梗、陈皮洗净，入锅加水适量，大火煮沸，改小火煎煮 20 分钟，去渣取汁，趁热冲泡绿茶，加盖闷 10 分钟即成。

【用法】代茶，频频饮用。每日 1 剂，当日饮完。

【功效】疏肝理气，解郁和胃。适用于肝郁气滞型急性胃炎。

⑰ 佛手代代花茶

【原料】佛手 15 克，代代花 6 克。

【制作】将佛手洗净，切碎，晒干或烘干，与代代花同放入有盖杯中，用沸水冲泡，闷 15 分钟即可。

【用法】代茶，频频饮用，可连续冲泡 3～5 次。每日 1 剂，当日饮完。

【功效】疏肝、理气、和胃，行气止痛，与代代花相配伍，适用于肝郁气滞所致急性胃脘痛、胃胀、食欲不振等症。

⑱ 青皮白术竹茹茶

【原料】青皮 15 克，白术 10 克，佩兰、竹茹各 6 克。

【制作】将上述原料加水煎煮 30 分钟，去渣取汁即成。

【用法】代茶，频频饮用。每日 1 剂，当日饮完。

【功效】健脾和胃，清热除湿，止呕吐。适用于肝郁气滞型急性胃炎。

(二)慢性胃炎

慢性胃炎是指由于不同病因引起的各种慢性胃黏膜炎性病变,包括慢性浅表性胃炎、慢性萎缩性胃炎。饮食以易消化、富含维生素等营养成分的食物为主。患者可选用山楂、乌梅、草莓、酸枣、牛奶、酸奶、砂仁、山药、麦冬、石斛、百合、莲子、蒲公英、田七、沙参、黄连、苹果酱、醋等食物及药食兼用之品制成的药茶。忌食肥肉、浓汤、油炸食品及过咸、过甜、过于辛辣的食物;忌饮浓茶、咖啡、酒等刺激性饮品;忌生冷、粗糙、干硬、过热的食物。

① 陈皮菊花茶

【原料】陈皮 6 克,菊花 3 克,绿茶 3 克。

【制作】将陈皮洗净切碎,与菊花、绿茶同放入大杯中,用滚水冲泡,加盖闷数分钟,调入红糖即成。

【用法】代茶,频频饮用,可连续冲泡 3~5 次。每日 1 剂,当日饮完。

【功效】行气消胀,和中开胃。适用于肝气犯胃型慢性胃炎。症见胃脘胀满疼痛,痛入两胁,食后加重,逢情志不畅时加重,兼有恶心呕吐,嗳气吐酸,喜叹息,矢气较舒,苔薄白,脉弦。

② 代代花甘草茶

【原料】代代花 5 克,春砂花 3 克,炙甘草 3 克。

【制作】将代代花、春砂花、炙甘草去杂质洗净、晾干。放入大茶杯中,加沸水冲泡,加盖闷 10 分钟即成。

【用法】代茶,频频饮用,可连续冲泡 3~5 次。每日 1 剂,当日饮完。

【功效】疏肝理气,行气宽胸,开胃止呕。适用于肝气犯胃型慢性胃炎。

③ 青皮沙参蜜茶

【原料】青皮10克，南沙参10克，蜂蜜5克。

【制作】将青皮、沙参去杂质，洗净，放入砂锅中，加适量水，大火煮沸后，改中火煮10分钟，去渣留汁，待温后，兑入蜂蜜即成。

【用法】代茶，频频饮用。每日1剂，当日饮完。

【功效】疏肝和胃，养阴生津。适用于肝气犯胃型慢性胃炎。

④ 佛手姜茶

【原料】佛手片10克，嫩生姜3克，红茶3克。

【制作】将佛手片研成粗末，生姜洗净剁碎，与红茶一同放入大杯中，用滚水冲泡，加盖闷数分钟即成。

【用法】代茶，频频饮用，可连续冲泡3～5次。每日1剂，当日饮完。

【功效】理气止痛，温中和胃。适用于肝气犯胃型慢性胃炎。

⑤ 橘皮绿茶

【原料】新鲜橘皮15克，绿茶3克，红糖适量。

【制作】将橘皮切碎，与绿茶同放入大杯中，用滚水冲泡，加盖闷10分钟即成。

【用法】代茶，频频饮用，可连续冲泡3～5次。每日1剂，当日饮完。

【功效】行气解郁开胃。适用于肝气犯胃型慢性浅表性胃炎。

⑥ 佛手花厚朴花绿茶

【原料】佛手花4克，厚朴花3克，绿茶3克。

【制作】将佛手花撕碎，与绿茶同放入大杯中，用滚水冲泡，加盖闷10分钟即成。

【用法】代茶，频频饮用，可连续冲泡3～5次。每日1剂，当日饮完。

【功效】行气解郁和胃。适用于肝气犯胃型慢性浅表性胃炎。

⑦ 党参小米茶

【原料】党参 10 克，炒小米 30 克。

【制作】将党参、炒小米同入锅中，加 1000 毫升水，煮至 500 毫升。

【用法】代茶，频频饮用。每日 1 剂，当日饮完。

【功效】健胃补脾，养阴止渴，帮助消化。适用于脾胃虚弱型慢性胃炎。症见胃脘隐痛，喜温喜按，胀满不适，食少，面色无华，乏力，便溏，苔白，脉细缓。

⑧ 异功散蜜茶

【原料】党参、白术、茯苓各 10 克，陈皮 6 克，红枣 6 枚，甘草 3 克，生姜 4 克，蜂蜜 30 克。

【制作】将以上前七味洗净，入锅，加水适量，大火煮沸，改小火煎煮 30 分钟，去渣取汁，待药汁转温后兑入蜂蜜，搅匀即成。

【用法】代茶，频频饮用。每日 1 剂，当日饮完。

【功效】消食健中，醒脾开胃。适用于脾胃虚弱型慢性浅表性胃炎，对兼有饮食积滞、消化不良者尤为适宜。

⑨ 陈皮山药红枣茶

【原料】陈皮 10 克，淮山药 60 克，红枣 10 枚。

【制作】将淮山药切片，与陈皮、红枣同放入锅中，加水适量，煨煮成稠汁，去渣兑入少量白糖，调匀即成。

【用法】代茶，频频饮用。每日 1 剂，当日饮完，最后嚼食红枣。

【功效】健脾温胃。适用于脾胃虚寒型慢性浅表性胃炎。

⑩ 参芪绞股蓝速溶茶

【原料】炙黄芪颗粒剂 1 袋（含生药 10 克），党参颗粒剂 1 袋（含生药 10 克），白术颗粒剂 1 袋(含生药 10 克),绞股蓝颗粒剂 1 袋(含生药 10 克),青皮、陈皮各 1 袋(含生药各 6 克),白芍颗粒剂 1 袋(含生药 10 克),炙甘草颗粒剂 1 袋(含生药 3 克)。

【制作】将以上药物颗粒剂放入杯中,用沸水冲泡,待颗粒充分溶化即成。

【用法】代茶,频频饮用。每日 1 剂,当日饮完。

【功效】健脾温胃。适用于脾胃虚寒型慢性浅表性胃炎。

⑪ 麦冬二参茶

【原料】麦冬、党参、北沙参、玉竹、天花粉各 9 克,乌梅、知母各 6 克,甘草 3 克。

【制作】将麦冬、党参、北沙参、玉竹、天花粉、乌梅、知母、甘草共研粗末,放入茶杯中,加入沸水冲泡,加盖稍闷即成。

【用法】代茶,频频饮用,可连续冲泡 3～5 次。每日 1 剂,当日饮完。

【功效】滋补胃阴。适用于胃阴不足型慢性胃炎。症见胃脘灼热疼痛,多在午后,口干少津,嗳气干呕,食少便干,手足心热,舌红少苔,脉细而快。

⑫ 梅香养胃茶

【原料】乌梅、麦冬各 10 克,木香 6 克。

【制作】将乌梅、麦冬、木香洗净,同放入砂锅,加适量水,用中火煮沸 15 分钟,用干净纱布过滤,去渣取汁即成。

【用法】代茶,频频饮用,可连续冲泡 3～5 次。每日 1 剂,当日饮完。

【功效】养胃生津,行气止痛。适用于胃阴不足型慢性胃炎。

⑬ 麦冬石斛茶

【原料】麦冬 18 克,石斛 6 克,绿茶 3 克。

【制作】将麦冬、石斛同研成粗末,与绿茶一同放入大杯中,用沸水冲泡,加盖闷 10 分钟即成。

【用法】代茶,频频饮用,可连续冲泡 3～5 次。每日 1 剂,当日饮完。

【功效】养阴和胃，理气解郁。适用于胃阴亏虚型慢性浅表性胃炎。

⑭ 鲜石斛甘蔗凉茶

【原料】鲜石斛 30 克，甘蔗汁 150 克。

【制作】将鲜石斛洗净，切段，入锅，加水适量，大火煮沸，改小火煎煮 30 分钟，去渣取汁，待药汁置凉后加入新鲜甘蔗汁，调匀即成凉茶。

【用法】代茶，频频饮用，可连续冲泡 3～5 次。每日 1 剂，当日饮完。

【功效】益胃生津，养阴清热。适用于胃阴不足型慢性胃炎。

⑮ 玉竹双花山楂蜜茶

【原料】玉竹 30 克，金银花 15 克，菊花 10 克，山楂 30 克，蜂蜜 30 克。

【制作】将山楂洗净，切片，与玉竹、金银花、菊花一同放入锅中，加水 2000 克煎煮 30 分钟，取汁后，再加水煎煮取汁，调和两次汁液，晾凉，加入蜂蜜，搅匀即成。

【用法】代茶，频频饮用。每日 1 剂，当日饮完。

【功效】养阴清热，开胃消食。适用于胃阴不足型慢性胃炎。

⑯ 四汁凉茶

【原料】雪梨汁 60 毫升，荸荠汁 60 毫升，芦根汁 60 毫升，鲜藕汁 60 毫升。

【制作】将雪梨、荸荠、芦根、鲜藕洗净，分别用温开水浸泡片刻，捣烂取汁，混匀即成。

【用法】代茶，频频饮用。每日 1 剂，当日饮完。

【功效】养阴和胃。适用于胃阴不足型慢性萎缩性胃炎。

⑰ 乌梅养胃茶

【原料】乌梅 3 克，玉竹 10 克，北沙参 10 克，石斛 10 克。

【制作】将上述四味药研成粗末，略加煎煮，取汁加适量白糖即成。

【用法】代茶，频频饮用。每日 1 剂，当日饮完。

【功效】养阴润燥，生津养胃。适用于胃阴虚亏型慢性萎缩性胃炎。

⑱ 芦根养胃茶

【原料】芦根 20 克，麦冬 30 克，太子参、玉竹、石斛各 9 克，乌梅、天花粉各 6 克，甘草 3 克。

【制作】上药共研粗末，置保温瓶中，以沸水冲泡，加盖闷约 30 分钟即成。

【用法】代茶，频频饮用，可连续冲泡 3～5 次。每日 1 剂，当日饮完。

【功效】滋阴养胃。适用于胃阴不足型慢性胃炎。

⑲ 麦冬苡仁茶

【原料】麦冬 10 克，苡仁 20 克，陈皮 3 克。

【制作】将以上三味洗净，入锅加水适量，大火煮沸，改小火煎煮 30 分钟，去渣取汁即成。

【用法】代茶，频频饮用。每日 1 剂，当日饮完。

【功效】滋养胃阴，理气化湿。适用于胃阴不足型慢性胃炎，对兼有脾胃湿困气滞者尤为适宜。

⑳ 洋参石斛茶

【原料】西洋参 3 克，石斛 10 克。

【制作】将西洋参切成薄片，石斛切碎以沸水冲泡后，代茶饮用，也可用文火将西洋参、石斛煎煮后饮用。

【用法】代茶，频频饮用，可连续冲泡 3～5 次。每日 1 剂，当日饮完。

【功效】滋阴养胃，益气生津。适用于胃阴不足型慢性胃炎。

21 生津茶

【原料】青果 5 个，金石斛 10 克，菊花 10 克，竹茹 6 克，麦冬 10 克，桑叶 10 克，鲜藕 10 片，黄梨 2 个，荸荠 5 个，鲜芦根 2 支。

【制作】先将青果捣碎，黄梨去皮，荸荠洗净，鲜芦根切成小段，再与其他药物一起煎煮取汁即成。

【用法】代茶，频频饮用。每日 1 剂，当日饮完。

【功效】养胃生津，清热润燥。适用于胃阴不足型慢性胃炎。

22 黄芪石斛蜜茶

【原料】炙黄芪 30 克，石斛 20 克，蜂蜜 20 克。

【制作】将黄芪、石斛洗净，入锅，加水适量，大火煮沸，改小火煎煮 40 分钟，去渣取汁，待药汁转温后加入蜂蜜，搅匀即成。

【用法】代茶，频频饮用。每日 1 剂，当日饮完。

【功效】益气养阴。适用于气阴两虚型慢性胃炎。

23 太子参蜜茶

【原料】太子参 15 克，百合 30 克，鸡内金 10 克，佛手 10 克，蜂蜜 20 克。

【制作】将太子参、鸡内金、佛手洗净，百合洗净、剥片后同放入锅中，加水适量，大火煮沸，改小火煎煮 30 分钟，去渣取汁，调入蜂蜜，搅匀即成。

【用法】代茶，频频饮用。每日 1 剂，当日饮完。

【功效】益气养阴，理气和胃。适用于气阴两虚型慢性胃炎。

24 乌梅绞股蓝茶

【原料】绞股蓝 15 克，乌梅 6 克。

【制作】将绞股蓝、乌梅分别拣杂，洗净，晒干，切碎，同放入大杯中，用沸水冲泡，加盖闷 15 分钟即可饮用。

【用法】代茶，频频饮用，可连续冲泡3～5次。每日1剂，当日饮完。

【功效】益气养阴清胃，生津止渴开胃。适用于气阴两虚型慢性胃炎，特别适用于胃酸缺乏者。

25 参苓茶

【原料】茯苓10克，南沙参10克。

【制作】将茯苓、南沙参拣去杂质，切成薄片，放入大杯中，用沸水冲泡，加盖闷15分钟即成。

【用法】代茶，频频饮用，可连续冲泡3～5次。每日1剂，当日饮完。

【功效】益气养阴，健脾和胃。适用于气阴两虚型慢性萎缩性胃炎。

26 参麦益胃茶

【原料】生晒参2克，麦冬15克，玉竹15克。

【制作】将生晒参、麦冬、玉竹洗净，晒干或烘干，同研为细末，混合均匀，一分为二，装入绵纸袋中，挂线封口。放入杯中，用沸水冲泡，加盖闷10分钟即成。

【用法】代茶，频频饮用，可连续冲泡3～5次。每日1剂，当日饮完。

【功效】益气养阴，生津止渴。适用于气阴两虚型慢性萎缩性胃炎。

（三）消化性溃疡

消化性溃疡是指胃或十二指肠黏膜被胃酸、胃蛋白酶等自身消化液消化所形成的慢性溃疡。患者可选用黄芪、党参、白术、山药、桂枝、干姜、陈皮、半夏、生姜、红枣、沙参、麦冬、黄连等药材制作的药茶。宜食营养丰富且易消化的食物，如米粥、软饭、面条、牛奶、鸡蛋、肉糜、山药、新鲜蔬菜、水果等。避免过饥过饱，避免食过咸、过甜、过酸、过辣食物，因含纤维素多而不易消化的食物（如粗粮、蚕豆、芹菜、竹笋、韭菜、泡菜等）要少吃。慎食油煎、熏炸、腌腊、生拌的菜肴，忌食醋、辣椒、芥末、咖喱、咖啡、浓茶、汽水、酒等辛辣和强烈刺激性的食物，山芋、板栗等容易产气（胀气）的食物也应慎食。

① 黄芪建中速溶茶

【原料】炙黄芪颗粒剂 1 袋（含生药 10 克），党参颗粒剂 1 袋（含生药 10 克），白芍颗粒剂 1 袋（含生药 10 克），玄胡颗粒剂 1 袋（含生药 10 克），陈皮颗粒剂 1 袋（含生药 3 克），干姜颗粒剂 1 袋（含生药 6 克）。

【制作】将以上药物颗粒剂放入杯中，用沸水冲泡，待颗粒充分溶化即成。

【用法】代茶，频频饮用。每日 1 剂，当日饮完。

【功效】温补脾胃，散寒止痛。适用于脾胃虚寒型消化性溃疡。

② 黄芪肉桂白芍茶

【原料】黄芪 15 克，肉桂 6 克，白芍 12 克，生姜 10 克，甘草 3 克，红枣 10 枚，蜂蜜 30 克。

【制作】将前六味洗净，用清水浸泡片刻，同放入砂锅中，加水适量，煎煮 2 次，每次 30 分钟，合并 2 次煎汁，过滤后调入蜂蜜，拌和均匀即成。

【用法】代茶，频频饮用。每日 1 剂，当日饮完，最后嚼食红枣。

【功效】温补脾胃，散寒止痛。适用于脾胃虚寒型消化性溃疡。

③ 生姜茶

【原料】生姜 8 片，绿茶 3 克，刀豆子 10 克，红糖适量。

【制作】将以上原料放入保温杯中，用沸水冲泡片刻，放入红糖调味即成。

【用法】代茶，频频饮用，可连续冲泡 3～5 次。每日 1 剂，当日饮完。

【功效】温胃散寒，和胃降逆。适用于脾胃虚寒型消化性溃疡病。

④ 黄芪姜枣蜂蜜茶

【原料】黄芪 20 克，生姜 10 克，红枣 10 枚，蜂蜜 30 克。

【制作】将黄芪饮片用冷水浸泡 20 分钟，与生姜片、红枣同放入锅中，加水用小火煎煮 30 分钟，去渣留汁，离火，兑入蜂蜜，调匀即成。

【用法】代茶，频频饮用。每日 1 剂，当日饮完。

【功效】健脾温胃。适用于脾胃虚寒型消化性溃疡。

⑤ 苏叶砂仁茶

【原料】苏叶 5 克，砂仁 2 克，红茶 3 克。

【制作】将苏叶、砂仁洗净，研成粗末，与红茶同放入杯中，用沸水冲泡，加盖闷 15 分钟即成。

【用法】代茶，频频饮用，可连续冲泡 3～5 次。每日 1 剂，当日饮完。

【功效】温胃散寒，调气和中。适用于脾胃虚寒兼气滞的消化道溃疡。

⑥ 半夏姜枣茶

【原料】法半夏 6 克，生姜 3 克，大枣 3 克。

【制作】将法半夏、生姜、大枣洗净，一同放入砂锅中，加水煎汤。

【用法】代茶，频频饮用。每日 1 剂，当日饮完，最后嚼食大枣。

【功效】温补脾胃，散寒止痛。适用于脾胃虚寒型消化性溃疡。

⑦ 橘皮红枣茶

【原料】橘皮 10 克，红枣 10 枚。

【制作】将橘皮切丝，红枣炒焦，二味同放入盖杯内，用沸水冲泡，加盖闷 10 分钟即成。

【用法】代茶，频频饮用，可连续冲泡 3～5 次，每日 1 剂，当日饮完，最后嚼食红枣。

【功效】疏肝理气,健中和胃。适用于肝郁气滞型消化性溃疡。症见胃脘疼痛或痞满,胃灼热泛酸,两胁胀痛,痛窜不定,每因情志不舒时加重,伴见嗳气呃逆,嘈杂不适,善太息,急躁易怒,大便不爽,舌质紫暗,苔薄白,脉弦。

8 二花砂仁茶

【原料】玫瑰花 5 克,合欢花 5 克,砂仁 2 克。

【制作】玫瑰花在春末夏初将开放时分批采摘,及时低温干燥。合欢花在 6—7 月份采摘花朵及花蕾,小火烘干备用。砂仁打碎。将玫瑰花、合欢花、砂仁同入有盖杯中,用沸水冲泡,加盖闷 3 分钟即成。

【用法】代茶,频频饮用,可连续冲泡 3～5 次。每日 1 剂,当日饮完。

【功效】疏肝理气,和胃消食。适用于肝郁气滞型消化性溃疡。

9 柴胡橘皮速溶茶

【原料】柴胡颗粒剂 1 袋(含生药 6 克),白芍颗粒剂 1 袋(含生药 10 克),枳实颗粒剂 1 袋(含生药 6 克),延胡索颗粒剂 1 袋(含生药 10 克),炙甘草颗粒剂 1 袋(含生药 3 克)。

【制作】将以上药物颗粒剂放入杯中,用沸水冲泡,待颗粒充分溶化即成。

【用法】代茶,频频饮用。每日 1 剂,当日饮完。

【功效】疏肝理气,和胃消食。适用于肝郁气滞型消化性溃疡。

10 木香二皮速溶茶

【原料】木香颗粒剂 1 袋(含生药 6 克),青皮颗粒剂 1 袋(含生药 6 克),陈皮颗粒剂 1 袋(含生药 6 克),白芍颗粒剂 1 袋(含生药 10 克),香附颗粒剂 1 袋(含生药 10 克),炙甘草颗粒剂 1 袋(含生药 3 克)。

【制作】将以上药物颗粒剂放入杯中,用沸水冲泡,待颗粒充分溶化即成。

【用法】代茶,频频饮用。每日 1 剂,当日饮完。

【功效】疏肝理气,和胃消食。适用于肝郁气滞型消化性溃疡。

⑪ 苏梗郁金速溶茶

【原料】苏梗颗粒剂1袋(含生药10克),藿梗颗粒剂1袋(含生药10克),枳壳颗粒剂1袋(含生药6克),郁金颗粒剂1袋(含生药10克),延胡索颗粒剂1袋(含生药10克),白芍颗粒剂1袋(含生药10克),炙甘草颗粒剂1袋(含生药3克)。

【制作】将以上药物颗粒剂放入杯中,用沸水冲泡,待颗粒充分溶化即成。

【用法】代茶,频频饮用。每日1剂,当日饮完。

【功效】疏肝理气,和胃消食。适用于肝郁气滞型消化性溃疡。

⑫ 四君甘露茶

【原料】山药、茯苓、砂仁、白扁豆等。

【制作】将以上药食两用之品洗净,烘干研成粗末,装入绵纸袋中,每袋5克。

【用法】代茶,频频饮用,每袋可连续冲泡3～5次。每日1～2袋,当日饮完。

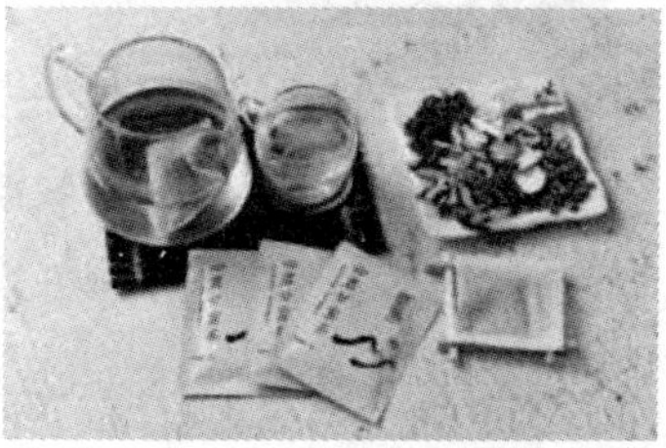

【功效】补气养胃,健脾祛湿。常饮可治疗胃及十二指肠溃疡,脾胃虚弱,食欲不振,大便稀溏不成形,气短乏力,湿气重等。

(四)胃下垂

胃下垂是指体形消瘦,胃壁及腹部肌肉松弛引起胃向下移位,站立时胃的下缘达盆腔,胃小弯弧线最低点降到髂嵴连线以下的一种病症。患者可选用黄芪、人参、党参、西洋参、柴胡、升麻、葛根、枳实等药材制作的药茶,宜选用易消化、富于营养的食物,如米、面、牛奶、鱼类、豆制品及新鲜蔬菜和水果。

多吃补中益气、健脾益胃的食物，如猪肚、牛肚、牛肉、山药、龙眼肉、莲子、红枣、黑枣、母鸡、鹌鹑蛋等食物及药食兼用之品，忌食过于油腻、辛辣刺激、粗硬难消化的食物。禁烟忌酒。不宜饮用过量糖水，以免增加胃部负担。

1 参芪升提速溶茶

【原料】黄芪颗粒剂 2 袋（含生药 10 克），党参颗粒剂 1 袋（含生药 10 克），升麻颗粒剂 1 袋（含生药 6 克），柴胡颗粒剂 1 袋（含生药 6 克），葛根颗粒剂 1 袋（含生药 10 克），炙甘草颗粒剂 1 袋（含生药 3 克）。

【制作】将以上药物颗粒剂放入杯中，用沸水冲泡，待颗粒充分溶化即成。

【用法】代茶，频频饮用。每日 1 剂，当日饮完。

【功效】补气升提。适用于中气下陷型胃下垂，症见身体羸弱，脘腹部坠胀不适，头昏目眩，少气倦怠，舌淡苔白，脉濡弱。

2 参七袋泡茶

【原料】西洋参 2 克，三七 1 克。

【制作】将西洋参、三七研成细粉，装入绵纸袋中，放入茶杯中，用沸水冲泡，加盖闷 10 分钟即可饮用。

【用法】代茶，频频饮用，可连续冲泡 3～5 次。每日 1 剂，当日饮完。

【功效】补气养阴，活血化瘀。适用于气虚型胃下垂，对气阴两虚兼夹瘀血者尤为适宜。

3 参芪养胃甜茶

【原料】黄芪 20 克，党参 10 克，桂圆肉 20 克，蔗糖 30 克。

【制作】将黄芪、党参、桂圆肉洗净，入锅，加水适量，煎煮 2 次，每次 40 分钟，合并滤汁，调入蔗糖，搅匀即成。

【用法】代茶，频频饮用。每日 1 剂，当日饮完。

【功效】益气升提。适用于气虚型胃下垂。

4 黄芪升麻茶

【原料】黄芪 30 克,升麻 10 克,葛根 20 克。

【制作】将黄芪、升麻、葛根用冷水浸泡 30 分钟,浓煎两次,合并滤汁即成。

【用法】代茶,频频饮用。每日 1 剂,当日饮完。

【功效】补气升阳。适用于气虚型胃下垂。

5 黄芪陈皮茶

【原料】生黄芪 40 克,红糖 10 克,陈皮 5 克。

【制作】将黄芪、陈皮洗净,放入砂锅内煎煮取汁,连续 3 次,将 3 次药液混合即成。

【用法】代茶,频频饮用。每日 1 剂,当日饮完。

【功效】补气升提、健脾养胃。适用于气虚型胃下垂。

6 黄芪枳实茶

【原料】炙黄芪 30 克,枳实 20 克,蜂蜜 15 克。

【制作】将黄芪、枳实洗净,入锅,加水适量,用大火煮沸,改小火煎煮 30 分钟,去渣取汁,待药汁转温后兑入蜂蜜,搅匀即成。

【用法】代茶,频频饮用。每日 1 剂,当日饮完。

【功效】补中益气,升举消胀。适用于中气下陷型胃下垂。

7 枳术甜茶

【原料】枳实 30 克,白术 20 克,白糖 20 克。

【制作】将枳实、白术洗净,入锅,加水适量,煎煮两次,每次 30 分钟,合并滤汁,调入白糖,搅匀即成。

【用法】代茶，频频饮用。每日1剂，当日饮完。

【功效】补气健脾，行气导滞。适用于中气下陷型胃下垂，对气虚兼气滞者尤为适宜。

8 黄芪桂圆茶

【原料】黄芪5克，桂圆3枚，红糖3克。

【制作】将黄芪洗净、研碎。桂圆去外壳，与黄芪同放入大杯中，用沸水冲泡，闷20分钟，兑入红糖即成。

【用法】代茶，频频饮用，可连续冲泡3～5次。每日1剂，当日饮完，最后嚼食桂圆。

【功效】益气养胃。适用于中气下陷型胃下垂。

9 参须茶

【原料】参须10克，冰糖30克。

【制作】将参须切成细粒，与冰糖一起加水炖煮后取汁即成。

【用法】代茶，频频饮用，可连续冲泡3～5次。每日1剂，当日饮完。

【功效】益气健脾，升提中气。适用于中气下陷型胃下垂及肾下垂、子宫下垂、脱肛等。

10 温胃蜜茶

【原料】吴茱萸3克，白术10克，蜂蜜5克。

【制作】将吴茱萸、白术洗净，放入锅中，加适量水，大火煮沸后，改中火煨30分钟，去渣留汁，待温后，兑入蜂蜜即成。

【用法】代茶，频频饮用。每日1剂，当日饮完。

【功效】健脾温中和胃。适用于胃虚寒型胃下垂。症见脾气虚弱，中阳不振，运化无力，胃部坠胀作寒，泛吐清涎，四肢不温，倦怠乏力，喜暖怕冷，喜温热饮食，得温食后能稍缓解，舌质淡，苔薄白，脉细软无力。

⑪ 参芪桂枝生姜茶

【原料】炙黄芪30克，党参15克，桂枝10克，生姜片6克。

【制作】将炙黄芪、党参、桂枝、生姜片洗净，入锅，加水适量，大火煮沸，改小火煎煮40分钟，去渣取汁即成。

【用法】代茶，频频饮用。每日1剂，当日饮完。

【功效】补气温中。适用于脾胃虚寒型胃下垂。症见脾气虚弱，中阳不振，运化无力，胃部坠胀作寒，泛吐清涎，四肢不温，倦怠乏力，喜暖怕冷，喜温热饮食，得温食后能稍缓解，舌质淡，苔薄白，脉细软无力。

⑫ 双参肉桂茶

【原料】白参3克，南沙参10克，肉桂2克。

【制作】将白参、南沙参拣去杂质，切成薄片，放入大杯中，开水冲泡，加盖闷15分钟即成。

【用法】代茶，频频饮用，可连续冲泡3～5次。每日1剂，当日饮完。

【功效】益气温胃，健脾升提。适用于脾胃虚寒型胃下垂。

（五）脂肪肝

脂肪肝是多种原因引起肝内脂肪堆积，脂肪含量超过正常限度的一种疾病，以酒精性脂肪肝、营养过剩性脂肪肝最为多见。患者可选用白芍、姜黄、丹参、红花、赤芍、川芎、山楂、何首乌、决明子、荷叶、泽泻、螺旋藻、陈皮、绞股蓝、茯苓、葛根、葛花、枳椇子等药材制成的药茶。宜食用薏苡仁、小米、玉米、扁豆、豆制品、兔肉、海米、干贝、淡菜等食物，能促使囤积于肝脏的脂肪减少。忌食肥肉、动物的内脏与脑髓等高胆固醇食品。戒酒，慎食辣椒、芥末、咖喱等刺激性食品。限制食盐摄入量，每天不宜超过6克。

① 螺旋藻橘皮茶

【原料】钝顶螺旋藻 5 克，鲜橘皮 10 克。

【制作】将钝顶螺旋藻拣去杂质，晒干，备用。将鲜橘皮用清水洗净，切成细丝，与螺旋藻同放入杯中，用沸水冲泡，加盖闷 15 分钟即可。

【用法】代茶，频频饮用，可连续冲泡 3～5 次。每日 1 剂，当日饮完。

【功效】消脂健脾燥湿。适用于各种类型的脂肪肝。

② 山楂化脂茶

【原料】山楂、麦芽各 30 克，茶叶 5 克，荷叶 6 克。

【制作】将洗净的山楂及麦芽置于锅内，加水煎 30 分钟，然后加入茶叶、洗净的荷叶，煮 10 分钟，倒出药汁备用。渣中加水再煎取汁液。将两次煎取的汁液混匀即成。

【用法】代茶，频频饮用。每日 1 剂，当日饮完。

【功效】平肝降压，消食降脂。适用于各型脂肪肝，对伴有高脂血症、高血压病、单纯性肥胖症等患者尤为适宜。

③ 绞股蓝乌龙茶

【原料】绞股蓝茎叶 100 克，乌龙茶 50 克。

【制作】将采收的绞股蓝茎叶拣去杂质，晒干或烘干，与乌龙茶混合后收贮备用。每次取 10 克，放入大杯中，用沸水冲泡，加盖闷 10 分钟即可饮用。

【用法】代茶，频频饮用，可连续冲泡 3～5 次。每日 1 剂，当日饮完。

【功效】降压降脂，滋补抗衰。适用于各种类型的脂肪肝，对伴有高脂血症、高血压病患者尤为适宜。

④ 葛花乌龙茶

【原料】葛花 6 克，乌龙茶 8 克。

【制作】每次取 4 克葛花和乌龙茶，放入有盖的茶杯中，用沸水冲泡，加盖闷 10 分钟即可。

【用法】代茶，频频饮用，可连续冲泡 3～5 次。每日 1 剂，当日饮完。

【功效】消脂减肥。适用于各种类型的脂肪肝。

5 绞股蓝银杏叶茶

【原料】绞股蓝 10 克，银杏叶 12 克。

【制作】将绞股蓝、银杏叶分别洗净，晒干或烘干，共研为细末，一分为二，装入绵纸袋中，封口挂线，备用。

【用法】代茶，频频饮用，可连续冲泡 3～5 次。每日 1 剂，当日饮完。

【功效】降脂活血。适用于各种类型的脂肪肝。

6 枸杞子香菇茶

【原料】枸杞子 10 克，中等香菇(干品)5 个。

【制作】将香菇洗净，切成细丝状，放入杯中，用沸水冲泡，加盖闷 15 分钟即可。

【用法】代茶，频频饮用，可连续冲泡 3～5 次。每日 1 剂，当日饮完，最后嚼食枸杞子。

【功效】益气补虚，降脂护肝。适用于各种类型的脂肪肝。

7 苜蓿子绿茶

【原料】苜蓿子 10 克，绿茶 3 克。

【制作】将苜蓿子拣去杂质，洗净，敲碎，放入洁净的纱布袋中，扎口，与绿茶同放入大杯中，用沸水冲泡，加盖闷 15 分钟即可。

【用法】代茶，频频饮用，可连续冲泡 3～5 次。每日 1 剂，当日饮完。

【功效】清热利湿，补血活络，散瘀降脂。适用于各种类型的脂肪肝。

8 三七苹果茶

【原料】三七粉 2 克,苹果 2 个,玉米粉 50 克,红糖 20 克。

【制作】将苹果放入清水中浸泡 30 分钟,洗净外皮,取出后,连皮切碎,剁成苹果泥糊,备用。烧锅置火上,加清水适量,调入玉米粉,大火煮沸,改用小火煨煮,调制成稀糊,兑入苹果泥、三七粉、红糖,再加清水适量,拌匀,小火煨煮至沸即成。

【用法】代茶,频频饮用。每日 1 剂,当日饮完。

【功效】补中益气,除烦去瘀,降肝脂。适用于各种类型的脂肪肝。

9 荷叶绿茶

【原料】鲜荷叶 20 克(干品 10 克),绿茶 10 克。

【制作】将鲜荷叶拣去杂质,洗净,切碎,晒干或烘干,与绿茶混合均匀,一分为二,装入绵纸袋中,封口挂线,备用。

【用法】代茶,频频饮用,可连续冲泡 3～5 次。每日 1 剂,当日饮完。

【功效】止渴生津,通脉散瘀,解毒降脂。适用于各种类型的脂肪肝。

(六)慢性胆囊炎

慢性胆囊炎是指由于胆石症、胆汁郁积、胆固醇代谢失常、急性胆囊炎转变等引起的胆道慢性炎症。患者的饮食以清淡、易消化的食物为主,可多吃蔬菜、水果、鱼类,如可选用蒲公英、马兰头、蕹菜、香菇、木耳、茭白、萝卜、山楂、梅子、绿豆、赤豆、蜂蜜、香蕉等食物。限制肥肉、动物内脏、蛋黄等高胆固醇食物及动物脂肪的摄入。忌食味道浓烈、辛辣有刺激性的食物。

1 消炎利胆茶

【原料】玉米须、蒲公英、茵陈各 30 克,白糖适量。

【制作】将玉米须、蒲公英、茵陈加水 1000 毫升,煎煮 30 分钟,去渣取汁 300

毫升，加白糖适量即成。

【用法】代茶，频频饮用。每日1剂，当日饮完。

【功效】利尿利胆，清热消炎。适用于胆囊炎、胆石症。

② 金钱败酱茵陈茶

【原料】金钱草、败酱草、茵陈各30克，白糖适量。

【制作】金钱草、败酱草、茵陈加水1000毫升，煎煮30分钟，去渣取汁300毫升，加白糖适量即成。

【用法】代茶，频频饮用。每日1剂，当日饮完。

【功效】利胆排石，清热解毒。适用于胆囊炎、胆石症。

③ 玉米须茵陈茶

【原料】玉米须、茵陈各30克。

【制作】将玉米须、茵陈洗净，放入砂锅，加适量水，煎煮30分钟，去渣取汁即成。

【用法】代茶，频频饮用。每日1剂，当日饮完。

【功效】清热利胆，清化湿热。适用于急性胆囊炎，或慢性胆囊炎急性发作，或伴有黄疸、小便不利者。

④ 柴壳速溶茶

【原料】柴胡颗粒剂1袋（含生药6克），枳壳颗粒剂1袋（含生药6克），郁金颗粒剂1袋（含生药10克），川芎颗粒剂1袋（含生药6克），黄芩颗粒剂1袋（含生药10克），炙甘草颗粒剂1袋（含生药3克）。

【制作】将以上药物颗粒剂放入杯中，用沸水冲泡，待颗粒充分溶化即成。

【用法】代茶，频频饮用。每日1剂，当日饮完。

【功效】疏肝利胆，行气止痛。适用于慢性胆囊炎胁肋胀痛者。

⑤ 川楝子延胡索速溶茶

【原料】川楝子颗粒剂1袋(含生药10克),延胡索颗粒剂1袋(含生药10克),青陈皮颗粒剂各1袋(含生药6克),炙甘草1袋(含生药3克)。

【制作】将以上药物颗粒剂放入杯中,用沸水冲泡,待颗粒充分溶化即成。

【用法】代茶,频频饮用。每日1剂,当日饮完。

【功效】疏肝利胆,行气止痛。适用于慢性胆囊炎胁肋胀痛者。

⑥ 五灵脂蒲黄速溶茶

【原料】五灵脂颗粒剂1袋(含生药6克),蒲黄颗粒剂1袋(含生药10克),枳壳颗粒剂1袋(含生药6克),川芎颗粒剂1袋(含生药6克),玄胡颗粒剂1袋(含生药10克),炙甘草1袋(含生药3克)。

【制作】将以上药物颗粒剂放入杯中,用沸水冲泡,待颗粒充分溶化即成。

【用法】代茶,频频饮用。每日1剂,当日饮完。

【功效】疏肝理气,活血化瘀。适用于胆囊炎胁肋刺痛者。

⑦ 柴胡白芍速溶茶

【原料】柴胡颗粒剂2袋(含生药12克),白芍颗粒剂1袋(含生药10克),桃仁颗粒剂1袋(含生药10克),红茶颗粒剂1袋(含生药6克),炙甘草颗粒剂1袋(含生药3克)。

【制作】将以上药物颗粒剂放入杯中,用沸水冲泡,待颗粒充分溶化即成。

【用法】代茶,频频饮用。每日1剂,当日饮完。

【功效】疏肝理气,活血化瘀。适用于胆囊炎胁肋刺痛者。

⑧ 金钱草海金速溶茶

【原料】金钱草颗粒剂2袋(含生药12克),海金砂颗粒剂2袋(含生药12克)。

【制作】将以上药物颗粒剂放入杯中，用沸水冲泡，待颗粒充分溶化即成。

【用法】代茶，频频饮用。每日1剂，当日饮完。

【功效】清热利胆排石。适用于胆囊炎伴胆石症者。

（七）病毒性肝炎

病毒性肝炎是肝炎病毒引起的一种消化道传染病。患者宜选择清淡、易消化的食物，如牛奶、豆浆、稀饭、面条，待食欲好转后，逐渐增加蛋白质、维生素类食品。湿热型黄疸患者，可选用茵陈、栀子、生大黄、柴胡、黄芩、黄柏、板蓝根、陈皮、泽泻等药材制成的药茶。饮食宜选用薏苡仁、冬瓜、赤豆、西瓜、豆腐、萝卜等清热利湿的食物，忌食燥热、动火、油腻的食物；慢性迁移性肝炎患者，可选用柴胡、枳壳、郁金、青皮、陈皮、苍术、白术、茯苓、山楂等药材制作的药茶。患者宜选用牛奶、瘦肉、甲鱼、鸡、鸡蛋、兔肉和食用菌类、水果类、蔬菜类等食物。忌食辣椒等辛辣、刺激性食物；忌酒。

1 板蓝根大青叶茶

【原料】板蓝根30克，大青叶30克，茶叶15克。

【制作】将板蓝根、大青叶、茶叶同放入砂锅，加水煎汤取汁。

【用法】代茶，频频饮用。每日1剂，当日饮完。

【功效】清热解毒，利湿退黄。适用于急性病毒性肝炎。

2 车前草半边莲茶

【原料】车前草15克，半边莲15克，茵陈15克，白糖10克。

【制作】将车前草、半边莲、茵陈加水煎汤，去渣取汁，加入白糖调匀即成。

【用法】代茶，频频饮用。每日1剂，当日饮完。

【功效】清热解毒，化湿退黄，利尿消肿。适用于急性病毒性肝炎。

3 青蒿茵陈茶

【原料】青蒿 60 克，茵陈 30 克，芦根 45 克。

【制作】将青蒿、茵陈、芦根加水煎汤，去渣取汁即成。

【用法】代茶，频频饮用，可连续冲泡 3～5 次。每日 1 剂，当日饮完。

【功效】清热，利胆，退黄。适用于急性病毒性肝炎。

4 虎杖板蓝根茶

【原料】虎杖 30 克，板蓝根 20 克，蜂蜜 30 克。

【制作】将虎杖、板蓝根洗净，入锅，加适量水，大火煮沸，改小火煎煮 30 分钟，去渣取汁，待药汁转温后兑入蜂蜜，搅匀即成。

【用法】代茶，频频饮用，可连续冲泡 3～5 次。每日 1 剂，当日饮完。

【功效】清热化湿，利胆退黄。适用于病毒性肝炎黄疸之阳黄证。

5 葛根白茅根茶

【原料】葛根 20 克，白茅根 30 克，蜂蜜 30 克。

【制作】将葛根、白茅根洗净，入锅，加适量水，大火煮沸，改小火煎煮 30 分钟，去渣取汁，待药汁转温后兑入蜂蜜，搅匀即成。

【用法】代茶，频频饮用。每日 1 剂，当日饮完。

【功效】清热化湿，利胆退黄。适用于病毒性肝炎黄疸之阳黄证。

6 白花蛇舌草陈皮茶

【原料】白花蛇舌草 40 克，陈皮 10 克，蜂蜜 30 克。

【制作】白花蛇舌草、陈皮洗净，入锅，加适量水，用大火煮沸，改用小火煎煮 30 分钟，去渣取汁，待药汁转温后加入蜂蜜，搅匀即成。

【用法】代茶，频频饮用。每日 1 剂，当日饮完。

【功效】清热化湿，利胆退黄。适用于病毒性肝炎黄疸之阳黄证。

7 大黄糖茶

【原料】生大黄15～30克，白糖适量。

【制作】将生大黄放入有盖大杯内，用50克的沸水冲泡，调入白糖后加盖，凉后服用。

【用法】代茶，频频饮用，可连续冲泡3～5次。每日1剂，当日饮完。

【功效】泻热行瘀，泻肝胆湿热。适用于病毒性肝炎黄疸之阳黄证。

8 田基黄茶

【原料】鲜田基黄60克(干品30克)，垂盆草30克(干品15克)，白糖适量。

【制作】将田基黄、垂盆草洗净，加适量水煮汁，加入白糖即成。

【用法】代茶，频频饮用，可连续冲泡3～5次。每日1剂，当日饮完。

【功效】清热解毒，利水渗湿。适用于病毒性肝炎黄疸之阳黄证。

9 三草茶

【原料】金钱草30克，车前草20克，生甘草2克。

【制作】将金钱草、车前草、生甘草洗净，入锅，加适量水，用大火煮沸，改用小火煎煮30分钟，去渣取汁即成。

【用法】代茶，频频饮用。每日1剂，当日饮完。

【功效】清热解毒，利水渗湿。适用于病毒性肝炎黄疸之阳黄证。

10 蚤休绿茶

【原料】蚤休10克，绿茶2克。

【制作】将蚤休洗净，与绿茶一同放入锅中，加适量水，煎煮30分钟，去渣取汁即成。

【用法】代茶，频频饮用。每日1剂，当日饮完。

【功效】清热化湿，利胆退黄。适用于病毒性肝炎黄疸之阳黄证。

⑪ 蒲公英豆汁茶

【原料】黄豆汁150毫升，鲜蒲公英200克，熟鸡蛋1个，柠檬汁10毫升，蜂蜜15毫升。

【制作】将鲜蒲公英洗净，放入温开水中浸泡10分钟，切碎，用纱布包起来，绞取汁。将黄豆汁、鲜蒲公英汁投入家用搅拌机中，搅打5秒钟，加入熟鸡蛋，继续搅打20秒钟，然后加入蜂蜜、柠檬汁，调匀后入锅煮沸即成。

【用法】代茶，频频饮用。每日1剂，当日饮完。

【功效】清热化湿，利胆退黄。适用于病毒性肝炎黄疸之阳黄证。

⑫ 双花茶

【原料】金银花、白菊花各10克。

【制作】将两花放入杯中，加适量开水冲泡即成。

【用法】代茶，频频饮用，可连续冲泡3～5次。每日1剂，当日饮完。

【功效】清热解毒。适用于肝胆湿热型慢性肝炎。

⑬ 枇杷竹叶茶

【原料】鲜枇杷叶、鲜竹叶、鲜芦根各20克。

【制作】将上述诸药洗净，切碎，放入锅中，加适量水，煮沸后，去渣取汁即成。

【用法】代茶，频频饮用。每日1剂，当日饮完。

【功效】清热解毒，渗湿利尿。适用于肝胆湿热型慢性肝炎。

⑭ 清热化湿茶

【原料】鲜芦根90克，竹茹5克，焦山楂、炒谷芽各9克，橘红4克，霜桑叶10克，冰糖适量。

【制作】将上述药物一起放入锅中，加适量水煮沸，去渣取汁即成。

【用法】代茶，频频饮用。每日1剂，当日饮完。

【功效】清热解毒，渗湿利尿。适用于肝胆湿热型慢性肝炎。

⑮ 三仁速溶茶

【原料】生薏苡仁颗粒剂2袋（含生药10克），杏仁颗粒剂1袋（含生药10克），白蔻仁颗粒剂1袋（含生药2克），苍术颗粒剂1袋（含生药10克），陈皮颗粒剂1袋（含生药6克），厚朴颗粒剂1袋（含生药3克），茯苓颗粒剂1袋（含生药10克）。

【制作】将以上药物颗粒剂放入杯中，用沸水冲泡，待颗粒充分溶化即成。

【用法】代茶，频频饮用。每日1剂，当日饮完。

【功效】化湿理气，调理脾胃。适用于慢性肝炎脘闷不饥，身困口黏，便溏，苔腻。

⑯ 柴胡归芍速溶茶

【原料】柴胡颗粒剂1袋（含生药6克），当归颗粒剂1袋（含生药10克），白芍颗粒剂1袋（含生药10克），白术颗粒剂1袋（含生药10克），陈皮颗粒剂1袋（含生药6克），炙甘草1袋（含生药3克）。

【制作】将以上药物颗粒剂放入杯中，用沸水冲泡，待颗粒充分溶化即成。

【用法】代茶，频频饮用。每日1剂，当日饮完。

【功效】疏肝健脾。适用于慢性肝炎胸胁胀满，食少便溏乏力，苔白脉弦。

（八）肝硬化

肝硬化是指由病毒感染性肝炎、寄生虫病、慢性酒精中毒、营养不良等病因导致肝细胞变性、坏死与再生、纤维组织增生、肝正常结构紊乱等的一种慢性肝脏疾病。患者宜选用高蛋白质、高热量、高维生素、低脂肪的食物，也可选用柴胡、枳壳、川芎、白芍、苍术、茯苓、陈皮、木香、槟榔、黄芩、黄连、赤芍、延胡索、制附子、干姜、党参、白术等药材制成的药茶。食物宜软烂、易于消化。肝功能显著减退的患者应限制蛋白质摄入量；伴有脾功能亢进、有出血倾向者宜食猪皮冻、蹄筋、海参等富含胶质的食物；伴有贫血者宜增加猪肝、红枣、龙眼肉、黑芝麻、菠菜等富含铁质的食物；伴有腹水者应严格控制食盐摄入量，并可增加鲤鱼、鲫鱼、玉米须、车前子、冬瓜皮等具有利尿作用的食物；伴有便秘者可增加蜂蜜、香蕉等通便食物。绝对禁酒；忌食粗硬、煎烤及刺激性食物。

① 党参米茶

【原料】党参 30 克，大米 30 克。

【制作】将大米放入砂锅，加热炒至米呈焦黄，然后与党参一起放入砂锅中，加适量清水，用大火煮沸，再用小火煮至米烂汤稠即成。

【用法】代茶，频频饮用。每日 1 剂，当日饮完。

【功效】补中益气。适用于早期肝硬化。

② 木耳大枣茶

【原料】黑木耳 30 克，大枣 10 枚，冰糖适量。

【制作】将黑木耳、大枣洗净，放入砂锅中，加适量清水，用大火煮沸，再用小火煮 20 分钟左右，调入冰糖搅匀即成。

【用法】代茶，频频饮用，吃木耳、大枣，饮汤。每日 1 剂，当日饮完。

【功效】养血止血。适用于早期肝硬化。

③ 柴苓速溶茶

【原料】柴胡颗粒剂 1 袋（含生药 6 克），枳实颗粒剂 1 袋（含生药 6 克），猪苓颗粒剂 1 袋（含生药 10 克），茯苓颗粒剂 1 袋（含生药 10 克），川芎颗粒剂 1 袋（含生药 6 克），炙甘草 1 袋（含生药 3 克）。

【制作】将以上药物颗粒剂放入杯中，用沸水冲泡，待颗粒充分溶化即成。

【用法】代茶，频频饮用。每日 1 剂，当日饮完。

【功效】疏肝理气，除湿散满。适用于早期肝硬化腹大胁痛。

4 木香槟榔速溶茶

【原料】木香颗粒剂 2 袋（含生药 12 克），槟榔颗粒剂 1 袋（含生药 10 克），泽泻颗粒剂 1 袋（含生药 10 克），丹参颗粒剂 2 袋（含生药 20 克），炙甘草 1 袋（含生药 3 克）。

【制作】将以上药物颗粒剂放入杯中，用沸水冲泡，待颗粒充分溶化即成。

【用法】代茶，频频饮用。每日 1 剂，当日饮完。

【功效】疏肝理气，除湿散满。适用于早期肝硬化腹大胁痛。

5 芩连二苓速溶茶

【原料】黄芩颗粒剂 1 袋（含生药 10 克），黄连颗粒剂 1 袋（含生药 3 克），猪茯苓颗粒剂 1 袋（含生药 10 克），泽泻颗粒剂 1 袋（含生药 10 克），车前子颗粒剂 1 袋（含生药 15 克）。

【制作】将以上药物颗粒剂放入杯中，用沸水冲泡，待颗粒充分溶化即成。

【用法】代茶，频频饮用。每日 1 剂，当日饮完。

【功效】清热利湿。适用于早期肝硬化腹大腹痛、烦热口苦。

6 莪术归芎速溶茶

【原料】莪术颗粒剂 1 袋（含生药 10 克），川芎颗粒剂 1 袋（含生药 6 克），当归颗粒剂 1 袋（含生药 10 克），延胡索颗粒剂 1 袋（含生药 10 克），三七颗粒剂 1 袋（含生药 3 克），桑白皮颗粒剂 1 袋（含生药 10 克），炙甘草 1 袋（含生药 3 克）。

【制作】将以上药物颗粒剂放入杯中，用沸水冲泡，待颗粒充分溶化即成。

【用法】代茶，频频饮用。每日 1 剂，当日饮完。

【功效】活血化瘀。适用于早期肝硬化腹大坚满，脉络怒张，舌质红或有紫瘢。

（九）慢性结肠炎

慢性结肠炎是指原因不明的结肠黏膜浅表性、非特异性炎性病变。饮食应以清淡、软烂、易吸收、少渣、少油腻、富有营养为原则，同时，可选用粳米、糯米、山药、莲子、薏苡仁、扁豆、龙眼肉、芡实等健脾助运的食物。脾虚者可选用苍术、白术、山药、茯苓、党参、厚朴、黄芪等药材制成的药茶；脾胃两虚者可选用补骨脂、肉豆蔻、肉桂、桂枝、吴萸、苍术等药材制成的药茶；大肠湿热者可选用黄连、黄芩、白头翁、银花、葛根等药材制成的药茶以及陈皮、山楂、红枣、乌梅、补骨脂等药食兼用之品。忌食油腻、生冷、坚硬、不易消化、粗纤维类的食物；慎食牛奶、奶制品、豆类、山芋等容易引起腹胀（胀气）的食物；禁食辛辣刺激性食物；禁酒。

① 地锦草红糖茶

【原料】新鲜地锦草 200 克（干品 100 克），红糖 20 克。

【制作】将新鲜地锦草拣去杂质，洗净，切碎，放入砂锅，加水浸泡片刻，煎煮 30 分钟，用洁净纱布滤汁去渣，取滤汁，趁热调入红糖，拌和均匀即成。

【用法】代茶，频频饮用。每日 1 剂，当日饮完。

【功效】清热化湿，清肠解毒。适用于湿热内蕴型性结肠炎。症见大便增多，夹有脓血黏液，苔黄腻。

② 马齿苋槟榔茶

【原料】马齿苋 50 克，槟榔 10 克。

【制作】将马齿苋洗净，与槟榔同放入砂锅，加水煎煮 30 分钟，去渣取汁即成。

【用法】代茶，频频饮用。每日 1 剂，当日饮完。

【功效】清热化湿，清肠解毒。适用于湿热内蕴型性结肠炎。症见大便增多，夹有脓血黏液，苔黄腻。

3 白头翁茶

【原料】白头翁 15 克，黄连 3 克，黄芩 10 克，葛根 10 克，木香 6 克，绿茶 3 克。

【制作】将以上前五味洗净，与绿茶一同放入锅中，加水适量，大火煮沸，改小火煎煮 30 分钟，去渣取汁即成。

【用法】代茶，频频饮用。每日 1 剂，当日饮完。

【功效】清热化湿，清肠解毒。适用于湿热内蕴型性结肠炎。症见大便增多，夹有脓血黏液，苔黄腻。

4 马齿苋绿茶

【原料】新鲜马齿苋 100 克，绿茶 10 克。

【制作】将新鲜马齿苋拣去杂质后洗净，切成小段，与放入纱布袋且扎口的绿茶同放入砂锅，加水浓煎两次，每次 20 分钟。合并两次煎液，倒入砂锅，加水煮沸即成。

【用法】代茶，频频饮用。每日 1 剂，当日饮完。

【功效】清热化湿，清肠止泻。适用于湿热内蕴型性结肠炎。症见大便增多，夹有脓血黏液，苔黄腻。

5 银花苡仁茶

【原料】金银花 15 克，薏苡仁 20 克，黄连 5 克，葛根 20 克，炙甘草 5 克。

【制作】以上药材同放入锅中，加水煎煮 30 分钟，去渣取汁即成。

【用法】代茶，频频饮用。每日 1 剂，当日饮完。

【功效】清热化湿，清肠解毒。适用于湿热内蕴型性结肠炎。症见大便增多，夹有脓血黏液，苔黄腻。

6 乌梅姜茶红糖茶

【原料】乌梅肉 30 克，生姜 10 克，茶叶 5 克，红糖适量。

【制作】将乌梅肉洗净切碎,生姜洗净切丝,同茶叶、红糖共放入保温杯中,沸水冲泡后闷半小时即成。

【用法】代茶,频频饮用,可连续冲泡 3～5 次。每日 1 剂,当日饮完。

【功效】温中健脾,缓中暖胃。适用于脾虚失运型慢性结肠炎。症见便溏,次数增多,病情反复发作。

7 苍白术助运速溶茶

【原料】苍术颗粒剂 2 袋(含生药 20 克),白术颗粒剂 2 袋(含生药 20 克),怀山药颗粒剂 1 袋(含生药 10 克),炒薏苡仁颗粒剂 1 袋(含生药 6 克),厚朴颗粒剂 1 袋(含生药 3 克),防风颗粒剂 1 袋(含生药 6 克),焦楂曲颗粒剂各 1 袋(含生药 20 克),炙甘草颗粒剂 1 袋(含生药 3 克)。

【制作】将以上药物颗粒剂放入杯中,用沸水冲泡,待颗粒充分溶化即成。

【用法】代茶,频频饮用。每日 1 剂,当日饮完。

【功效】温中健脾,缓中暖胃。适用于脾虚失运型慢性结肠炎。症见便溏,次数增多,病情反复发作。

8 补骨脂肉豆蔻速溶茶

【原料】补骨脂颗粒剂 1 袋(含生药 6 克),肉豆蔻颗粒剂 1 袋(含生药 6 克),山药颗粒剂 1 袋(含生药 10 克),益智仁颗粒剂 1 袋(含生药 6 克),芡实颗粒剂 1 袋(含生药 10 克),炙甘草 1 袋(含生药 3 克)。

【制作】将以上药物颗粒剂放入杯中,用沸水冲泡,待颗粒充分溶化即成。

【用法】代茶,频频饮用。每日 1 剂,当日饮完。

【功效】温补脾肾,涩肠止泻。适用于脾肾阳虚型慢性结肠炎。症见黎明前肠鸣腹泻,畏寒怕冷,病情日久不愈。

(十)习惯性便秘

习惯性便秘是指排便间隔 48 小时,粪便干燥难解,已形成习惯。便秘者饮食宜选用含粗纤维丰富的蔬菜和水果及富含B族维生素的食物，如粗粮等。可选用芝麻、蜂蜜、松子、杏仁、山芋、核桃仁、竹笋、土豆、萝卜、香蕉、银耳、花生、玉米、菠菜、芹菜、青菜、麦麸、荞麦、葵花子、精制油、无花果、荸荠等食物及桑葚子、决明子、生首乌、当归、火麻仁、郁李仁、肉苁蓉、蒲公英等药食兼用之品。忌饮浓茶、咖啡；忌食大蒜、辣椒等刺激性食物；忌烟、酒。

① 芝麻奶汁茶

【原料】芝麻20克，鲜牛奶200克，蜂蜜30克。

【制作】将芝麻炒酥压成碎末，与鲜牛奶同放入锅中烧开，调入蜂蜜即成。

【用法】代茶，频频饮用。每日1剂，当日饮完。

【功效】滋阴润肠通便。适用于阴虚型习惯性便秘。症见大便干结难解，唇干舌燥，口渴喜饮，眩晕咽干，舌质红或偏红，少津，脉细数。

② 四仁通便茶

【原料】杏仁、松子仁、大麻子仁、柏子仁各10克。

【制作】将以上四味捣烂，放入杯中，用沸水冲泡，加盖闷10分钟即成。

【用法】代茶，频频饮用，可连续冲泡3～5次。每日1剂，当日饮完。

【功效】滋阴生津，润肠通便。适用于阴虚型习惯性便秘。

③ 芝麻红茶

【原料】芝麻500克，盐、红茶各适量。

【制作】将芝麻去皮，炒香，加淡盐水适量调成稀糊，用滚开的红茶水调入即成。

【用法】代茶，频频饮用。每日1剂，当日饮完。

【功效】滋阴补肾，润肠通便。适用于阴虚型习惯性便秘。对习惯性便秘合并动脉粥样硬化、高血压病、高脂血症、贫血、头发早白等病症患者尤为适宜。

④ 二仁通便茶

【原料】桃仁 10 粒,郁李仁 15 克,当归片 6 克,小茴香 1 克,藏红花1.5克。

【制作】将以上五味洗净后入锅,加水适量煎煮 30 分钟,去渣取汁即成。

【用法】代茶,频频饮用。每日 1 剂,当日饮完。

【功效】润肠通便,行气活血。适用于阴虚型习惯性便秘,亦适用于血瘀型习惯性便秘。

⑤ 六仁通便茶

【原料】炒杏仁、松子仁、火麻仁、柏子仁、郁李仁、瓜蒌仁各 10 克。

【制作】将以上六味药共捣碎,放入保温杯中,用开水适量冲泡,加盖闷 15 分钟,代茶频饮。可连服 1~3 天。

【用法】代茶,频频饮用,可连续冲泡 3~5 次。每日 1 剂,当日饮完。

【功效】养阴生津,润肠通便。适用于阴虚型习惯性便秘。

⑥ 生首乌蜂蜜茶

【原料】生首乌 400 克,蜂蜜 100 克。

【制作】将秋冬两季采挖的生首乌洗净,切成厚片,晒干或烘干,研末,用开水适量冲泡,调入蜂蜜即成。

【用法】代茶,频频饮用,可连续冲泡 3~5 次。每日 1 剂,当日饮完。

【功效】滋阴养血,润肠通便。适用于阴虚型及血虚型便秘,对便秘合并高血压病、冠心病、高脂血症、动脉粥样硬化、贫血的患者尤为适宜。

⑦ 决明苁蓉茶

【原料】肉苁蓉 20 克,决明子 30 克。

【制作】将肉苁蓉、决明子洗净,同放入锅中,加水适量,煎煮 40 分钟,去渣取汁即成。

【用法】代茶，频频饮用。每日 1 剂，当日饮完。

【功效】温补肾阳，润肠通便。适用于阳虚型便秘。

8 黄芪蜜茶

【原料】黄芪片 20 克，陈皮 9 克，火麻仁 5 克，蜂蜜 30 克。

【制作】将火麻仁捣烂，与洗净的黄芪片、陈皮同放入锅中，加水适量，煎煮 30 分钟，去渣取汁，待药汁转温后加入蜂蜜，调匀即成。

【用法】代茶，频频饮用。每日 1 剂，当日饮完。

【功效】益气润肠。适用于气虚型习惯性便秘。症见便秘不畅，粪质并不干硬，虽有便意，但临厕便努挣不出，挣则汗出气短，便后乏力；平时面色苍白，精神疲乏，舌质淡嫩、苔白，脉弱。

9 黄芪火麻仁蜂蜜茶

【原料】蜜炙黄芪 20 克，火麻仁 10 克，蜂蜜 15 克。

【制作】将生火麻仁打碎，与黄芪一同放入锅中，加水煎煮 30 分钟，去渣取浓汁，兑入蜂蜜调匀即成。

【用法】代茶，频频饮用。每日 1 剂，当日饮完。

【功效】补气润肠通便。适用于气虚型习惯性便秘。

10 芝麻黄芪茶

【原料】黑芝麻 60 克，蜂蜜 60 克，黄芪 20 克，鲜牛奶 200 克。

【制作】黄芪、黑芝麻烘干研成粉末，与牛奶、蜂蜜煎汁即成。

【用法】代茶，频频饮用，可连续冲泡 3～5 次。每日 1 剂，当日饮完。

【功效】补气滋阴通便。适用于气虚型习惯性便秘。

⑪ 三子通便茶

【原料】苏子 15 克，莱菔子 20 克，牵牛子 10 克。

【制作】将以上三味放入有盖杯中，用沸水冲泡即成。

【用法】代茶，频频饮用，可连续冲泡 3～5 次。每日 1 剂，当日饮完。

【功效】行气消积，润肠通便。适用于气滞型习惯性便秘。症见大便秘结，胸胁胀满，脘腹痞闷，嗳气频作，食少纳差，或腹痛、烦热、口干，舌质淡红、苔薄腻，脉弦。

⑫ 番泻叶决明子茶

【原料】番泻叶 3 克，决明子 30 克。

【制作】将以上二味放入有盖杯中，用沸水冲泡即成。

【用法】代茶，频频饮用，可连续冲泡 3～5 次。每日 1 剂，当日饮完。

【功效】清泄实热，缓下导滞。适用于热积型便秘。

⑬ 罗汉桃仁茶

【原料】桃仁、罗汉果、桑葚、决明子等。

【制作】将以上药食两用之品洗净，烘干研成粗末，装入绵纸袋中，每袋 5 克。

【用法】代茶，频频饮用，每袋可连续冲泡 3～5 次。每日 1～2 袋，当日饮完。

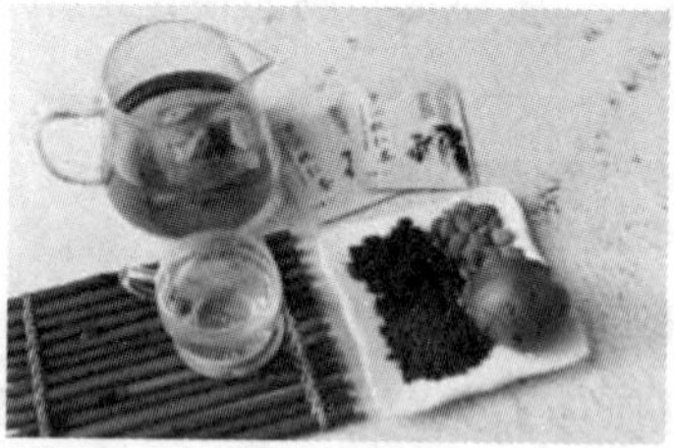

【功效】排毒通便、利咽明目。常饮可治疗习惯性便秘，排便不畅，慢性支气管炎，咽喉炎。

（十一）痔疮

痔疮是因直肠末端黏膜下和肛管皮下的静脉丛发生扩大、曲张所形成的柔软静脉团，产生出血、栓塞或团块脱出的肛门疾病。患者可选用地榆、槐花、地黄、赤芍、黄连、黄芩、蒲公英、龙胆草等药材制成的药茶。患者饮食宜选用富含营养、容易消化、多纤维素的食物，还可选用润肠通便、凉血止血、行瘀止痛、益气养血的食物，如红薯、麦麸、马兰头、金针菇、香菇、黑木耳、银耳、香蕉、无花果、苹果、桑葚、鲜藕、白菜、冬瓜、丝瓜、柿饼、绿豆、黑鱼、龟、甲鱼、海参、海带等。忌食辛辣刺激、肥腻煎炸、温燥动火类食物，如辣椒、胡椒、大葱、洋葱、羊肉、狗肉；忌烟、酒。

① 地黄赤芍蜜茶

【原料】生地 15 克，赤芍 10 克，黄连 3 克，黄芩 10 克，升麻 6 克，荆芥 6 克，槐角 10 克，生甘草 3 克，蜂蜜 30 克。

【制作】将前八味中药，洗净后放入锅中，加水适量，大火煮沸，改小火煎煮 30 分钟，去渣取汁，待药汁转温后，兑入蜂蜜，调匀即成。

【用法】代茶，频频饮用。每日 1 剂，当日饮完。

【功效】祛风清热，凉血润燥。适用于风热下冲型痔疮。症见一般无疼痛，无痔核脱出，伴有口渴喜饮，大便秘结，小便短赤，舌质红、苔黄，脉洪数。

② 地榆槐花茶

【原料】地榆炭 30 克，槐花 30 克，蜂蜜 20 克。

【制作】将地榆炭、槐花洗净，入锅，加水适量，大火煮沸，改小火煎煮 30 分钟，去渣取汁，待药汁转温后，调入蜂蜜，拌匀即成。

【用法】代茶，频频饮用。每日 1 剂，当日饮完。

【功效】清热，凉血，止血。适用于风热下冲型痔疮。对痔疮伴有便血者尤为适宜。

③ 苍术黄柏蜜茶

【原料】苍术 30 克，黄柏 10 克，蜂蜜 20 克。

【制作】将苍术、黄柏洗净,入锅,加水适量,大火煮沸,改小火煎煮 30 分钟,去渣取汁,待药汁转温后兑入蜂蜜,搅匀即成。

【用法】代茶,频频饮用。每日 1 剂,当日饮完。

【功效】清利湿热,消肿止痛。适用于湿热下注型痔疮。症见痔核脱出,肛门灼热疼痛,大便带血,肛门坠胀,潮湿不适,大便黏滞不爽,舌质红、苔黄腻,脉滑数。

4 龙胆草茶

【原料】龙胆草 10 克,黄芩 6 克,生甘草 3 克,蜂蜜 20 克。

【制作】将龙胆草、黄芩、生甘草洗净,入锅,加水适量,大火煮沸,改小火煎煮 20 分钟,去渣取汁,待药汁转温后兑入蜂蜜,搅匀即成。

【用法】代茶,频频饮用。每日 1 剂,当日饮完。

【功效】清泻肝胆湿热。适用于湿热下注型痔疮。

5 二鲜茶

【原料】鲜藕 120 克,鲜茅根 120 克。

【制作】将鲜藕洗净,切成薄片,鲜茅根洗净,切碎,一同放入铝锅内,加水适量。大火烧沸,用小火煮熬 20～30 分钟,滤去渣,稍晾凉,装入罐中即成。

【用法】代茶,频频饮用。每日 1 剂,当日饮完。

【功效】清热、凉血、止血。适用于湿热下注型痔疮便血。

6 地锦草安乐菜红糖茶

【原料】新鲜地锦草 200 克(干品 100 克),新鲜安乐菜(马齿苋)150 克(干品 75 克),红糖 20 克。

【制作】将新鲜地锦草拣去杂质,洗净,切碎,放入砂锅,加水浸泡片刻,煎煮 30 分钟,用洁净纱布滤汁去渣,趁热调入红糖,拌和均匀即可。

【用法】代茶,频频饮用。每日 1 剂,当日饮完。

【功效】清肠化湿。适用于湿热下注型痔疮。

7 荸藕茅根茶

【原料】荸荠250克，鲜藕250克，鲜茅根250克。

【制作】将荸荠洗净、去皮，鲜藕洗净、去皮，鲜茅根洗净，一同放入锅内，加水适量。大火烧沸，再用小火熬煮20分钟，滤去渣，稍晾凉，装入罐中即成。

【用法】代茶，频频饮用。每日1剂，当日饮完。

【功效】清热、凉血、止血。适用于湿热下注型痔疮便血。

8 马齿苋黄连绿茶

【原料】新鲜马齿苋100克，黄连5克，绿茶10克。

【制作】将新鲜马齿苋拣去杂质后洗净，切成小段，与放入纱布袋且扎口的绿茶同放入砂锅中，加水浓煎两次，每次20分钟。合并两次煎液，倒入砂锅，小火煨煮至沸即成。

【用法】代茶，频频饮用。每日1剂，当日饮完。

【功效】清热化湿，解毒止血。适用于湿热下注型痔疮便血。

三、循环系统疾病食疗药茶

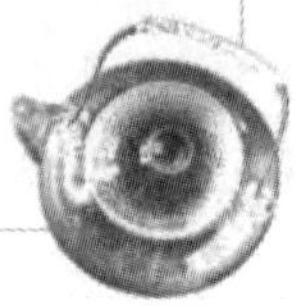

（一）高血压病

高血压病是一种病因未明，以体循环动脉压高于正常值为主要表现的疾病。一般成人休息状态血压（即收缩压/舒张压）经常超过 140/90 毫米汞柱，即诊断为高血压病。高血压病患者须节制饮食，避免进餐过饱，减少甜食，控制体重在正常范围，避免进食高热量、高脂肪、高胆固醇（即“三高”）的食物，多吃维生素含量丰富的新鲜蔬菜及瓜果。忌烟、酒、浓茶，少吃辛辣调味品。限制食盐摄入量、适当增加膳食中钾的摄入量。患者适宜长期进食的降压食物有大蒜、洋葱、芹菜、荠菜、绿豆、玉米、菊花脑、冬瓜、海带、紫菜、香蕉、苹果等；患者可选用菊花、决明子、葛根、罗布麻叶、槐花、玉米须、制何首乌、枸杞子、天麻、山楂等药食兼用之品制成的药茶。

① 杞菊茶

【原料】枸杞子 20 克，菊花 5 克。

【制作】将枸杞子、菊花分别拣去杂质，同放入杯中，用沸水冲泡，加盖闷 15

分钟。

【用法】代茶，频频饮用，可连续冲泡3～5次。每日1剂，当日饮完。

【功效】滋补肝肾，平肝明目。适用于各型高血压病，对阴虚阳亢型高血压病尤为适宜。

② 柿叶蜜茶

【原料】干柿叶末10克(鲜品用20克)，蜂蜜5克。

【制作】将干柿叶末放入杯中，用沸水冲泡，加盖闷10分钟。将柿叶茶倒入另一杯中，加蜂蜜少许，搅匀后即成。

【用法】代茶，频频饮用，可连续冲泡3～5次。每日1剂，当日饮完。

【功效】平肝凉血，清火降压。适用于肝火上炎、肝阳上亢型高血压病。

③ 芦笋茶

【原料】鲜芦笋100克，绿茶3克。

【制作】将鲜芦笋洗净，切碎，与绿茶同放入砂锅内，加水500毫升，煮沸10分钟后，去渣取汁。

【用法】代茶，频频饮用。每日1剂，当日饮完。

【功效】平肝降压，软化血管。适用于各型高血压病，对肝阳上亢型、肝火上炎型高血压病尤为适宜。

④ 山药荷叶茶

【原料】山药60克，决明子15克，荷叶30克(鲜荷叶半张)。

【制作】将山药洗净，轻轻刮去外皮，切成小丁或捣烂成泥糊备用。将荷叶洗净，切碎，放入纱布袋中，扎口，与决明子同放入砂锅内，加适量水，用中火煎煮15分钟，调入山药丁(或山药糊)，继续用小火煮10分钟，取出药袋，收取滤汁即成。

【用法】代茶，频频饮用。每日1剂，当日饮完。

【功效】补益肝肾，滋润血脉，降血压。适用于肝火上炎型、肝阳上亢型高血压病。

5 玉米须茶

【原料】玉米须50克（鲜品100克）。

【制作】将玉米须洗净，切成几段，放入纱布袋中，扎口，放入砂锅内，加水600毫升，用小火煎取浓汁300毫升即成。

【用法】代茶，频频饮用。每日1剂，当日饮完。

【功效】祛风降压，健脾降脂。适用于各型高血压病。

6 黑芝麻绿茶

【原料】黑芝麻30克，绿茶6克。

【制作】将黑芝麻微火炒熟，研碎，与茶叶混合均匀，用沸水冲泡，加盖闷10分钟即成。

【用法】代茶，频频饮用，可连续冲泡3～5次。每日1剂，当日饮完。

【功效】滋补肝肝，养血降压。适用于肝肾阴虚型高血压病，对合并动脉粥样硬化、高脂血症者尤为适宜。

7 鲜花生叶茶

【原料】鲜花生叶40克。

【制作】将鲜花生叶洗净，入锅，加水适量，煎煮30分钟，去渣取汁即成。

【用法】代茶，频频饮用，可连续冲泡3～5次。每日1剂，当日饮完。

【功效】化痰平肝。适用于痰浊内蕴型高血压病。

8 陈粟米茶

【原料】陈粟米500克，冬瓜子仁100克，芝麻、大米、黄豆、红豆、绿豆、粗茶各250克，莜麦面1500克，干姜、花椒、小茴香各适量。

【制作】先将陈粟米、大米、黄豆、红豆、绿豆炒熟，与拣净的粗茶、芝麻混合均匀，并研为细粉。将冬瓜子仁捣成泥糊备用。将莜麦面炒熟，加干姜、花椒、小茴香共研成细粉末，与上述细粉混匀，入罐存放即成。

【用法】代茶，频频饮用。每日1剂，当日饮完。

【功效】化痰利湿，滋阴平肝。适用于肝肾阴虚型高血压病。

9 山楂降压茶

【原料】山楂、麦芽各30克，茶叶5克，荷叶6克。

【制作】将洗净的山楂及麦芽置于锅内，加水煎30分钟，然后加入茶叶、洗净的荷叶，再煮10分钟，倒出药汁备用。渣中加水再煎取汁液，将两次汁液混匀即成。

【用法】代茶，频频饮用。每日1剂，当日饮完，最后嚼食山楂。

【功效】平肝降压，消食降脂。适用于各型高血压病，对伴有高脂血症、脂肪肝、单纯性肥胖症等病症患者尤为适宜。

10 山楂叶绿茶

【原料】山楂叶10克，绿茶3克。

【制作】将山楂洗净，晒干或烘干，研成粗末，装入洁净的绵纸袋内，封口挂线，与绿茶同放入大茶杯中，用沸水冲泡，加盖闷10分钟即成。

【用法】代茶，频频饮用，可连续冲泡3～5次。每日1剂，当日饮完。

【功效】清热解毒，祛瘀降压。适用于各型高血压病。

11 核桃仁山楂茶

【原料】核桃仁200克，山楂30克，红枣50克，红糖、白糖各10克，蜂蜜30毫升。

【制作】将核桃仁洗净后，放入温开水中浸泡30分钟后，连浸泡水一起放入家用果汁机中，搅打成糊浆，盛入碗中备用。将山楂、红枣洗净，放入砂锅内，加水煎煮3次，每次20分钟。合并3次煎汁，倒入另一锅内，以中火煮沸，调入红糖、白糖拌匀，兑入核桃仁糊浆搅和，改用小火煮至沸，离火后稍凉，调入蜂蜜即成。

【用法】代茶，频频饮用。每日 1 剂，当日饮完。

【功效】益气活血，利水降压。适用于各型高血压病，对伴有冠心病、高脂血症者尤为适宜。

⑫ 山楂荷叶茶

【原料】荷叶 50 克，山楂 30 克。

【制作】将新鲜荷叶洗净，切成 2 厘米见方的小块备用。将山楂洗净后切成片，放入砂锅内，加水煎煮 20 分钟，加荷叶拌匀，继续用小火煎煮 10 分钟即成。

【用法】代茶，频频饮用。每日 1 剂，当日饮完，最后嚼食山楂片。

【功效】清暑化痰，利湿降压。适用于各型高血压病，对痰浊内蕴型高血压病患者尤为适宜。

⑬ 橘皮山楂茶

【原料】橘皮 10 克，山楂 20 克，乌龙茶 5 克。

【制作】将橘皮、山楂洗净，同入砂锅内，加水适量，煎煮 30 分钟，取汁冲泡乌龙茶，加盖闷 10 分钟即成。

【用法】代茶，频频饮用。每日 1 剂，当日饮完，最后嚼食山楂。

【功效】化痰降脂，降压减肥。适用于痰浊内蕴型高血压病，对伴有高脂血症、肥胖症者尤为适宜。

⑭ 绞股蓝茶

【原料】绞股蓝茎叶 10 克。

【制作】将采收的绞股蓝叶拣去杂质后晒干或烘干，收贮备用。取 10 克绞股蓝叶放入大杯中，用沸水冲泡，加盖闷 10 分钟即成。

【用法】代茶，频频饮用，可连续冲泡 3～5 次。每日 1 剂，当日饮完。

【功效】降压降脂，滋补抗衰。适用于各型高血压病，对伴有高脂血症者尤为适宜。

⑮ 双花茶

【原料】菊花 10 克，槐花 5 克。

【制作】将菊花和槐花同放入杯中，用沸水冲泡，加盖闷 10 分钟即成。

【用法】代茶，频频饮用，可连续冲泡 3～5 次。每日 1 剂，当日饮完。

【功效】平肝降压，软化血管。适用于各型高血压病，对伴有动脉粥样硬化症者尤为适宜。

⑯ 白菊花茶

【原料】白菊花 10 克。

【制作】将白菊花拣净，分成 2 包备用。

【用法】代茶，频频饮用，可连续冲泡 3～5 次。每日 1 剂，当日饮完。

【功效】疏风清热，平肝降压。适用于各型高血压病。

⑰ 槐米绿茶

【原料】槐米 6 克，绿茶 3 克。

【制作】将槐米拣净，与绿茶一同放入大杯中，用沸水冲泡，加盖闷 15 分钟即成。

【用法】代茶，频频饮用，可连续冲泡 3～5 次。每日 1 剂，当日饮完。

【功效】凉血止血，平肝降压。适用于肝火上炎型、肝阳上亢型高血压病，对伴有动脉粥样硬化症者尤为适宜。

⑱ 明葛舒清茶

【原料】山楂、决明子、葛根、菊花、荷叶等。

【制作】将以上药食两用之品洗净，烘干研成粗末，装入绵纸袋中，每袋5克。
【用法】代茶，频频饮用，每袋可连续冲泡3～5次。每日1～2袋，当日饮完。
【功效】降低血压，调节血脂，清化痰湿，减肥通便，有益于血压高的人调理身体，利湿降脂。常饮可治疗高血压病、血脂异常、单纯性肥胖症、大便秘结。

（二）慢性低血压病

慢性低血压病是指成人上臂动脉收缩压低于90毫米汞柱、舒张压低于60毫米汞柱，老年人上臂动脉收缩压低于100毫米汞柱、舒张压低于70毫米汞柱，并伴有疲乏、无力、头痛、头晕、心前区隐痛或不适及神经细胞张力障碍、内分泌功能减退等症状的疾病。患者宜选择高蛋白、高热量、高维生素，易于消化吸收的食物，如牛肉、兔肉、鸡肉、鹿肉、羊肉、鳝鱼、虾、花生仁、红枣、龙眼肉、豆制品等食品。也可选择人参、黄芪、阿胶、熟地、当归、枸杞子、鹿茸、肉桂、枳壳等药物制成的药膳、药茶。适当增加盐的摄入量有助于升高血压。忌食生冷、寒凉食物。

① 黄芪枳壳红枣茶

【原料】黄芪30克，枳壳30克，红枣30克，白糖适量。
【制作】将黄芪、枳壳、红枣放入锅中，加水煎浓汁，去渣取汁，调入白糖即成。
【用法】代茶，频频饮用。每日1剂，当日饮完，最后嚼食红枣。
【功效】补益中气，升高血压。适用于中气不足型低血压病，症见血压低于正常值，头晕目眩，倦怠乏力，懒于言语，气短，舌淡，脉沉细。

② 人参黄芪茶

【原料】白参3克，黄芪10克，白术10克，炙甘草3克，白糖适量。
【制作】将白参洗净、切片，与黄芪、白术、炙甘草同煎40分钟，去渣取汁，调入白糖即成。

【用法】代茶，频频饮用。每日1剂，当日饮完，最后嚼食人参。

【功效】补气升压。适用于中气不足型低血压病。

③ 绞股蓝乌龙茶

【原料】绞股蓝茎叶100克，乌龙茶50克。

【制作】将采收的绞股蓝叶拣去杂质后晒干或烘干，与乌龙茶混合后收贮备用。每次取10克，放入大杯中，用沸水冲泡，加盖闷10分钟即成。

【用法】代茶，频频饮用，可连续冲泡3～5次。每日1剂，当日饮完。

【功效】补中益气，升提血压。适用于中气不足型低血压病。

④ 灵芝红枣茶

【原料】灵芝15克，红枣50克，蜂蜜5克。

【制作】将灵芝、红枣洗净，放入锅中，加清水适量，煎煮取汁，加清水适量再煎取汁。将两次所得药汁混合，加入蜂蜜搅匀即成。

【用法】代茶，频频饮用。每日1剂，当日饮完。

【功效】补气养血，升提血压。适用于气血两虚型低血压病。症见血压低于正常值，可见面色无华、头晕目眩、心悸气短、神疲乏力、妇女月经量少或闭经、苔薄质淡、脉细。

⑤ 山药茶

【原料】怀山药、黑芝麻、藕粉、白糖各250克。

【制作】将黑芝麻、怀山药分别炒熟，再研成细末，过筛，取细粉，将此粉与藕粉、白糖混匀，用瓷罐收藏，饮时加温开水调成稀糊状即成。

【用法】代茶，频频饮用，可连续冲泡3～5次。每日1剂，当日饮完。

【功效】补气养血，升提血压。适用于气血两虚型低血压病。

⑥ 葡萄酒奶茶

【原料】鲜牛奶1瓶，葡萄酒15毫升，蜂蜜20毫升。

【制作】将鲜牛奶放入锅内，小火煮沸，兑入蜂蜜，搅拌均匀，调入葡萄酒混合即成。

【用法】代茶，频频饮用。每日1剂，当日饮完。

【功效】补气养血，升提血压。适用于气血两虚型低血压病。

⑦ 桂附升压茶

【原料】肉桂粉3克（分两次冲服），桂枝、仙灵脾、仙茅、鹿角胶各10克（烊化冲服），制附片6克，熟地黄12克，红参3克（分两次冲服），麻黄10克，炙甘草3克。

【制作】将以上药材除肉桂、红参外，同放入锅中，蒸煮两次，合并滤液，调入肉桂粉、红参粉即成。

【用法】代茶，频频饮用。每日1剂，当日饮完。

【功效】温补心肾，升提血压。适用于心肾阳虚型低血压病。症见血压低于正常值，可见面色无华，心慌气短，头晕胸闷，神疲腰酸，畏寒怕冷，四肢不温，小便频数，舌质淡、苔白，脉沉缓或沉细。

⑧ 生脉升压茶

【原料】白参粉3克，阿胶粉3克，太子参、白芍、制首乌各10克，黄精15克，红枣10枚，五味子6克，白糖20克。

【制作】将太子参、白芍、制首乌、黄精、红枣、五味子一同放入锅中，加水适量，大火煮沸后，改小火煎煮40分钟，去渣取汁，趁热调入白参粉、阿胶粉、白糖，搅匀即成。

【用法】代茶，频频饮用。每日1剂，当日饮完。

【功效】益气养阴，升提血压。适用于气阴两虚型低血压病。症见血压低于正常值，可见眩晕乏力、气短懒言、口干喜饮、体质较瘦、失眠多梦、舌质偏红、脉细等症。

【用法】代茶，频频饮用。每日 1 剂，当日饮完。

9 育阴升压茶

【原料】枸杞子、黄精、元参、山药各 15 克，菊花、茯苓、泽泻、麦冬各 10 克，牡丹皮 6 克，熟地黄 20 克，山萸肉 6 克，炙甘草 3 克。

【制作】将以上药材入锅中，煎煮两次，合并滤液即成。

【用法】代茶，频频饮用，可连续冲泡 3～5 次。每日 1 剂，当日饮完。

【功效】滋补肝肾，升提血压。适用于肝肾阴虚型低血压病。

10 化浊升压茶

【原料】胆南星、石菖蒲、陈皮各 6 克，制半夏、苍术、枳实、白术、茯苓各 10 克，泽泻 15 克，白蔻仁 4 克(后下)，天麻 12 克，炙甘草 2 克。

【制作】将以上药材放入锅中，蒸煮两次，合并滤液即成。

【用法】代茶，频频饮用。每日 1 剂，当日饮完。

【功效】化痰祛湿，升提血压。适用于痰浊内蕴型慢性低血压病。症见血压低于正常值，可见头昏头重、胸脘痞闷、恶心、饮食减少、倦怠无力、嗜睡、肢体困重、口有浊味、舌苔白腻、脉濡或滑等。

(三)动脉粥样硬化

动脉粥样硬化是指因全身大、中动脉管壁沉积大量的胆固醇，引起动脉管壁硬化、管腔狭窄而形成的疾病。患者可选用槐花、菊花、龙胆草、山楂、柿叶、绞股蓝、陈皮、桑叶、首乌等药材制成的药茶。主食宜多样化，适当多吃粗粮，多吃水产品，如鱼、虾、海带、海蜇、海米等。经常食用芹菜、紫茄、菜花、荠菜、菠菜、苋菜、油菜等新鲜蔬菜及枣、刺梨、柿、橙、橘、猕猴桃、樱桃、菠萝等水果。忌食动物内脏及荤油，严格控制烟酒。

① 槐花茶

【原料】干槐花 10 克(鲜品 20 克)。

【制作】将槐花放入有盖杯中,用沸水冲泡,加盖稍闷即成。

【用法】代茶,频频饮用,可连续冲泡 3～5 次。每日 1 剂,当日饮完。

【功效】软化血管,降脂降压,凉血止血。适用于各种类型的动脉硬化症,对动脉硬化合并高血压,肝火上炎,有脑血管破裂倾向者尤为适宜。

② 大黄茶

【原料】绿茶 3 克,大黄 4 克。

【制作】将绿茶、大黄放入杯中,加入沸水冲泡,加盖稍闷即成。

【用法】代茶,频频饮用,可连续冲泡 3～5 次。每日 1 剂,当日饮完。

【功效】清热泻火,降脂通便,软化血管。适用于肝火上炎型动脉粥样硬化,对兼有热积便秘者尤为适宜。

③ 龙胆草蜜茶

【原料】龙胆草 2 克,蜂蜜 5 克。

【制作】将龙胆草放入杯中,用沸水冲泡两次,取浸出液,兑入蜂蜜即成。

【用法】代茶,频频饮用,可连续冲泡 3～5 次。每日 1 剂,当日饮完。

【功效】清肝泻火。适用于肝火上炎型动脉粥样硬化。头晕目眩,面部升火,头痛目赤,性情急躁易怒,失眠多梦,大便干燥,舌红苔黄,脉弦数。

④ 绞股蓝绿茶

【原料】绞股蓝 10 克,绿茶 2 克。

【制作】将绞股蓝焙干,研为粗末,与茶叶一同放入茶杯中,用沸水冲泡,加盖闷 10 分钟即成。

【用法】代茶,频频饮用,可连续冲泡 3～5 次。每日 1 剂,当日饮完。

【功效】平肝降压,软化血管。适用于肝火上炎型动脉粥样硬化。

5 芹菜红枣茶

【原料】芹菜 250 克,红枣 10 枚,绿茶 3 克。

【制作】将芹菜、红枣、绿茶放入锅中,加水煎取汁液即成。

【用法】代茶,频频饮用。每日 1 剂,当日饮完。

【功效】清肝降压,健脾养胃,软化血管。适用于肝火上炎型动脉粥样硬化,对兼有脾胃虚弱者尤为适宜。

6 菊槐龙胆茶

【原料】菊花、槐花、绿茶各 6 克,龙胆草 3 克。

【制作】将菊花、槐花、龙胆草、绿茶一同放入茶杯中,加入沸水冲泡,加盖闷 15 分钟即成。

【用法】代茶,频频饮用,可连续冲泡 3～5 次。每日 1 剂,当日饮完。

【功效】清肝泻火,软化血管。适用于肝火上炎型动脉粥样硬化。

7 菊花山楂绿茶

【原料】菊花、山楂各 10 克,绿茶 3 克。

【制作】将菊花、山楂、茶叶一起放入茶杯中,加入沸水冲泡,加盖闷 15 分钟即成。

【用法】代茶,频频饮用,可连续冲泡 3～5 次。每日 1 剂,当日饮完。

【功效】清肝泻火,活血化瘀,软化血管。适用于肝火上炎型动脉粥样硬化。

8 柿叶茶

【原料】柿叶 10 克,绿茶 2 克。

【制作】柿叶谷雨前后(每年 5 月)采收,摘叶时要选择不开花、未挂果的雄株的嫩叶。将摘下的柿叶用清水洗净，以沸水焯1～2分钟，捞出沥干水分，摊开晾晒，在柿叶未干透之前，切成细丝，直到完全晾晒干。与绿茶同放入杯中，用沸水冲泡，加盖闷10分钟即成。

【用法】代茶，频频饮用，可连续冲泡3～5次。每日1剂，当日饮完。

【功效】清肝泻火，软化血管。适用于肝火上炎型动脉粥样硬化。

9 三花绿茶

【原料】扁豆花5克，玫瑰花、绿梅花、绿茶各3克。

【制作】将扁豆花、玫瑰花、绿梅花、绿茶同放入锅中，加水煎煮10分钟，去渣取汁即成。

【用法】代茶，频频饮用。每日1剂，当日饮完。

【功效】行气活血，软化血管。适用于气血郁滞型动脉粥样硬化。

10 山楂桃仁茶

【原料】新鲜山楂1000克，桃仁100克，蜂蜜250克。

【制作】将新鲜山楂洗净打碎，与洗净的桃仁一同放入砂锅，加水浸泡1小时后用中火煎沸，再用小火慢煎30～60分钟，煎取汁液两次，合并去渣后加入蜂蜜即成。

【用法】代茶，频频饮用。每日1剂，当日饮完。

【功效】活血化瘀，降脂降压，软化血管。适用于气血郁滞型动脉粥样硬化。

11 丹参陈皮蜜茶

【原料】丹参15克，陈皮6克，蜂蜜30克。

【制作】将丹参洗净切片，与陈皮一同放入砂锅中，加清水1500克，煎煮至1000克，去渣取汁，加入蜂蜜调匀即成。

【用法】代茶，频频饮用。每日1剂，当日饮完。

【功效】活血化痰，软化血管。适用于痰瘀交阻型动脉粥样硬化。

⑫ 金橘萝卜茶

【原料】金橘5个，萝卜1/2个，桃仁5克，蜂蜜适量。

【制作】将金橘洗净去籽，捣烂；桃仁捣烂如泥；萝卜洗净，切丝榨汁。将金橘泥、桃仁泥、萝卜汁混匀，放入蜂蜜调匀。饮用时，以开水冲开即成。

【用法】代茶，频频饮用。每日1剂，当日饮完。

【功效】理气化痰，软化血管。适用于痰瘀交阻型动脉粥样硬化。

⑬ 陈皮山楂乌龙茶

【原料】陈皮10克，山楂30克，乌龙茶5克。

【制作】将陈皮、山楂放入锅中，加水适量，煎煮30分钟，去渣取汁，冲泡乌龙茶，加盖闷10分钟即成。

【用法】代茶，频频饮用。每日1剂，当日饮完。

【功效】行气活血，降脂降压，软化血管。适用于痰瘀交阻型动脉粥样硬化。

⑭ 山楂祛脂茶

【原料】山楂、决明子、麦芽各30克，荷叶6克，绿茶5克。

【制作】先将洗净的山楂（切片）、决明子（敲碎）、麦芽同放入砂锅中，加适量水，浓煎30分钟，再加入洗净的荷叶及茶叶，并加适量水，共煮10分钟，取汁备用。复加适量清水，用小火煨煮30分钟，倒出药汁，将两次药汁混匀即成。

【用法】代茶，频频饮用。每日1剂，当日饮完。

【功效】化痰活血，软化血管。适用于各型动脉粥样硬化，对痰瘀交阻型动脉粥样硬化者尤为适宜。

（四）冠心病

冠心病是由心脏冠状动脉粥样硬化病变而引起血管腔狭窄或阻塞，造成心肌的急、慢性缺血、缺氧或坏死而导致的心脏疾病。日常饮食应注意总热量不宜过高，以清淡为主，多吃新鲜蔬菜、水果及豆类、硬果类食物，如豌豆苗、胡萝卜、菠菜、油菜、马兰头、淡菜、红枣、龙眼肉、无花果、桑葚、枸杞子、扁豆及豆制品、淡水鱼、海鱼等。忌烟、酒；限制油脂摄入量。

① 山楂益母草茶

【原料】山楂 30 克，益母草 10 克，茶叶 5 克。

【制作】用沸水冲沏，加盖闷 10 分钟即成。

【用法】代茶，频频饮用，可连续冲泡 3～5 次。每日 1 剂，当日饮完。

【功效】活血化瘀，消食利尿。适用于各型冠心病。

② 冠心袋泡茶

【原料】茶叶 15 克，凌霄花 6 克，茉莉花 1.5 克，川芎 6 克，红花 1 克。

【制作】以上五味焙干研末，用过滤纸包装成袋即成。

【用法】代茶，频频饮用，可连续冲泡 3～5 次。每日 1 剂，当日饮完。

【功效】理气宽胸。适用于冠心病、胸闷胸痛者。

③ 银杏叶茶

【原料】银杏叶 5 克，绿茶 10 克。

【制作】以上二味放入杯中，用沸水冲泡即成。

【用法】代茶，频频饮用，可连续冲泡 3～5 次。每日 1 剂，当日饮完。

【功效】舒冠降压。适用于冠心病、高血压病。

④ 菊楂决明茶

【原料】菊花 10 克，生山楂片 15 克，决明子 15 克。

【制作】将决明子打成粗颗粒，与菊花、山楂片共同水煎两次，去渣取汁即成。

【用法】代茶，频频饮用，可连续冲泡 3～5 次。每日 1 剂，当日饮完。

【功效】疏风散热，润肠通便，平肝降压。适用于冠心病兼有高血压病患者，对大便秘结者效佳。

5 刺五加甘草茶

【原料】刺五加 20 克，炙甘草 3 克。

【制作】将上药研粗末，置保温杯中，以沸水冲泡，加盖闷 15 分钟即成。

【用法】代茶，频频饮用，可连续冲泡 3～5 次。每日 1 剂，当日饮完。

【功效】益气温阳。适用于心阳不足型冠心病，症见心悸、怔忡，气短或气促，胸闷或心痛时作，腰酸，畏寒肢冷，面色苍白，唇甲淡白，舌青紫或紫暗，或舌淡苔白，脉沉细或结代。

6 桂枝甘草茶

【原料】桂枝 10 克，生甘草 3 克。

【制作】将二味药切碎，置保温杯中，用沸水冲泡，加盖闷 15 分钟即成。

【用法】代茶，频频饮用，可连续冲泡 3～5 次。每日 1 剂，当日饮完。

【功效】温补心阳。适用于心阳不足型冠心病。

7 人参大枣茶

【原料】白参 3 克，红枣 10 枚。

【制作】将白参先用凉开水润透，切成薄片，红枣去核，共置保温杯中，以沸水冲泡，加盖闷 15 分钟即成。

【用法】代茶，频频饮用。每日 1 剂，当日饮完，最后嚼食白参、红枣。

【功效】益气温阳，适用于心阳不足型冠心病。

⑧ 淫羊藿延胡索茶

【原料】淫羊藿 20 克,延胡索 30 克。

【制作】将上药研粗末,加水煎煮 20 分钟取汁即成。

【用法】代茶,频频饮用。每日 1 剂,当日饮完。

【功效】温补收肾,扩张冠状动脉。适用于心阳不足型冠心病,对合并心功能不足者尤为适宜。

⑨ 桂枝茶

【原料】桂枝 30 克,枳壳 30 克,延胡索 50 克,白芍 50 克,生姜 2 片。

【制作】将以上五味洗净,同放入锅中,加水适量,小火煎煮 30 分钟,去渣取汁即成。

【用法】代茶,频频饮用。每日 1 剂,当日饮完。

【功效】温通心阳,行气宽胸。适用于心阳不足型冠心病。

⑩ 虫草茶

【原料】冬虫夏草 3 根,山萸肉 6 克,炙甘草 3 克,蜂蜜 20 克。

【制作】将上药研粗末,置保温杯中,以沸水冲泡 400 毫升,加盖闷 15 分钟,稍凉后再加蜂蜜搅匀即成。

【用法】代茶,频频饮用,可连续冲泡 3～5 次。每日 1 剂,当日饮完。

【功效】温补心阳,滋肺补肾。适用于心阳不足型冠心病,对合并肺肾两虚者尤为适宜。

⑪ 桃仁山楂陈皮茶

【原料】桃仁 6 克,山楂 15 克,陈皮 3 克。

【制作】将桃仁、山楂、陈皮洗净,同放入锅中,加水适量,煎煮 30 分钟,去渣取汁即成。

【用法】代茶，频频饮用。每日1剂，当日饮完。

【功效】行气活血，化瘀止痛。适用于气滞血瘀型冠心病。

⑫ 丹参蜂蜜茶

【原料】丹参30克，蜂蜜40克。

【制作】将丹参洗净，晒干，切片，放入锅中，加水1000毫升，小火煎至500毫升，去渣留汁，兑入蜂蜜调匀即成。

【用法】代茶，频频饮用。每日1剂，当日饮完。

【功效】活血化瘀，扩张冠状动脉。适用于气滞血瘀型冠心病，也可通治各类型冠心病及心肌梗死。

⑬ 三黄蜜枣茶

【原料】姜黄、大黄、蒲黄各5克，红枣10枚，红糖10克，蜂蜜20克。

【制作】将姜黄、大黄、蒲黄放入绵纸袋中，与洗净的红枣同放入砂锅中，加水适量，大火煮沸后，改用小火煨煮30分钟，取出药袋，调入红糖，拌和均匀，停火稍凉后，兑入蜂蜜，拌匀即成。

【用法】代茶，频频饮用。每日1剂，当日饮完，最后嚼食红枣。

【功效】活血化瘀，清泻肝火。适用于气滞血瘀型冠心病，对兼有肝火炽盛者尤为适宜。

⑭ 山楂枸杞茶

【原料】山楂、枸杞子各15克。

【制作】将山楂、枸杞子淘洗干净后，将山楂切薄片，以沸水泡半小时即成。

【用法】代茶，频频饮用，可连续冲泡3～5次。每日1剂，当日饮完，最后嚼食山楂、枸杞子。

【功效】活血化瘀，滋补肝肾。适用于气滞血瘀型冠心病，对兼有肝肾不足者尤为适宜。

⑮ 丹参川芎绿茶

【原料】丹参 9 克，川芎 5 克，绿茶 3 克。

【制作】将丹参、川芎研成粗末，加绿茶，放热水瓶中，冲入半瓶沸水，旋紧瓶塞，10 分钟后即成。

【用法】代茶，频频饮用。每日 1 剂，当日饮完。

【功效】活血化瘀，降脂通脉。适用于气滞血瘀型冠心病。

⑯ 红花檀香茶

【原料】红花 3 克，白檀香 1 克。

【制作】将以上二味放入有盖杯中，用沸水冲泡，加盖闷 5 分钟即成。

【用法】代茶，频频饮用，可连续冲泡 3～5 次。每日 1 剂，当日饮完。

【功效】活血行气，化瘀宣痹。适用于气滞血瘀型冠心病、缓解期心肌梗死。

⑰ 三花袋泡茶

【原料】茶叶 15 克，素馨花 6 克，茉莉花 1.5 克，川芎 6 克，红花 1 克。

【制作】川芎、红花焙黄研末，用过滤纸包装成 4 袋即成。

【用法】代茶，频频饮用，可连续冲泡 3～5 次。每日 1 袋，当日饮完。

【功效】行气活血，宽胸化瘀。适用于气滞血瘀型冠心病。

⑱ 山楂红花茶

【原料】山楂 30 克，益母草 10 克，茶叶 5 克。

【制作】将上述三味各加 10 倍量，共研粗末，装瓶备用。每日取 45 克，放热水杯中，冲入沸水，加盖闷 10 分钟后即成。

【用法】代茶，频频饮用，可连续冲泡 3～5 次。每日 1 剂，当日饮完，最后嚼食山楂。

【功效】活血化瘀，通络宣痹。适用于气滞血瘀型冠心病。

⑲ 葛根丹参茶

【原料】生葛根15～18克，丹参18克，茯苓10克，甘草3克。

【制作】按上述四味药量比例加10倍量，研成粗末。每次取40克，放热水瓶中，冲入半瓶沸水，加盖闷20分钟即成。

【用法】代茶，频频饮用，可连续冲泡3～5次。每日1剂，当日饮完。

【功效】活血化瘀，健脾化痰。适用于气滞血瘀型冠心病。

⑳ 三七花茶

【原料】三七花干品3克。

【制作】将三七花放入杯中，用沸水冲泡，加盖闷10分钟即可饮用。

【用法】代茶，频频饮用，可连续冲泡3～5次。每日1剂，当日饮完。

【功效】活血化瘀，温热降压。适用于气滞血瘀型冠心病。

㉑ 蒲黄灵脂茶

【原料】蒲黄7克(布包)，五灵脂9克，紫苏梗10克，檀香5克。

【制作】将上述四味药各加10倍量，其中后三味共研粗末，混匀，备用。每日取30克，放热水瓶中，冲入半瓶沸水，旋紧瓶塞，20分钟后即成。

【用法】代茶，频频饮用。每日1剂，当日饮完。

【功效】活血化瘀，行气止痛。适用于气滞血瘀型冠心病。

㉒ 毛冬青茶

【原料】鲜毛冬青根120克(干品45克)。

【制作】将鲜毛冬青根洗净切细丝，以清水500毫升，煎至300毫升左右，取汁即成。

【用法】代茶，频频饮用，可连续冲泡3～5次。每日1剂，当日饮完。

【功效】扩张血管，改善血液循环。适用于气滞血瘀型冠心病。

23 田七丹参茶

【原料】田七 100 克，丹参 150 克，白糖适量。

【制作】将田七、丹参共研成粗末，加白糖混匀，装瓶备用。每次取 25 克，放热水瓶中，冲入半瓶沸水，旋紧瓶塞，20 分钟后即成。

【用法】代茶，频频饮用。每日 1 剂，当日饮完。

【功效】活血化瘀，宣痹通络。适用于气滞血瘀型冠心病。

24 山楂益母草茶

【原料】山楂 30 克，益母草 10 克，茶叶 5 克。

【制作】将益母草洗净，切段，与切片山楂、茶叶同放入锅中，加水适量，大火煮沸，改小火煎煮 30 分钟，去渣取汁即成。

【用法】代茶，频频饮用。每日 1 剂，当日饮完。

【功效】活血化瘀，降脂通脉。适用于气滞血瘀型冠心病。

25 柿叶山楂绿茶

【原料】柿叶 10 克，山楂 12 克，绿茶 3 克。

【制作】将柿叶洗净，切丝。将山楂洗净切片，与柿叶丝、绿茶同放入杯中，用沸水冲泡，加盖闷 10 分钟即成。

【用法】代茶，频频饮用，可连续冲泡 3～5 次。每日 1 剂，当日饮完。

【功效】活血化痰，平肝宣痹。适用于痰瘀阻络型冠心病。症见心胸疼痛聚作，时缓时急，或胸部憋闷如有重压，左肩酸痛，心悸气短，头重体倦，常在阴雨后或午后发作，形体肥胖，舌质紫暗或见瘀斑，苔白腻，脉弦涩或结代或濡缓。

26 瓜蒌枳实桂枝茶

【原料】炒枳实、川桂枝各 10 克，全瓜蒌 15 克。

【制作】按上药比例加至10倍量，共研成粗末。每次取35克放入热水瓶中，冲入半瓶沸水，加盖闷20分钟后即成。

【用法】代茶，频频饮用。每日1剂，当日饮完。

【功效】宽胸化痰，行气宣痹。适用于痰瘀阻络型冠心病。

27 瓜蒌薤白茶

【原料】薤白、瓜蒌仁各10克，半夏5克，绍兴黄酒10毫升。

【制作】按上药比例加至10倍量，研成粗末。每次取30克，放入热水瓶中，冲入半瓶沸水和10毫升绍兴黄酒，加盖闷20分钟后即成。

【用法】代茶，频频饮用。每日1剂，当日饮完。

【功效】化痰祛瘀，通阳宣痹。适用于痰瘀阻络型冠心病。

28 生脉茶

【原料】白参3克，麦冬15克，五味子6克。

【制作】将白参、麦冬、五味子洗净后同放入锅中，加水适量，煎煮两次，每次30分钟，合并滤汁即成。

【用法】代茶，频频饮用。每日1剂，当日饮完。

【功效】益气养阴。适用于气阴两虚型冠心病，症见胸痛，气短乏力，多汗口干，五心烦热，舌淡胖，舌质偏红少苔，脉虚细或结代。

29 黄精黄芪茶

【原料】黄精、党参、山药、炙黄芪各15克。

【制作】将上述四味药分别洗净放入锅中，加适量水，用小火煎20分钟，再用大火煎沸，去渣取汁即成。

【用法】代茶，频频饮用。每日1剂，当日饮完。

【功效】益气养阴。适用于气阴两虚型冠心病。

30 参竹茶

【原料】太子参 30 克,玉竹 20 克。

【制作】将上药放入保温杯中,冲入沸水,加盖闷 15 分钟即成。

【用法】代茶,频频饮用,可连续冲泡 3～5 次。每日 1 剂,当日饮完。

【功效】益气养阴。适用于气阴两虚型冠心病。

31 三才茶

【原料】白参 10 克,天门冬 6 克,干地黄 15 克。

【制作】将上药切成薄片或研成粗末,置保温杯中,用沸水 300 毫升冲泡,加盖闷 15 分钟即成。

【用法】代茶,频频饮用,可连续冲泡 3～5 次。每日 1 剂,当日饮完。

【功效】益气养阴。适用于气阴两虚型冠心病。

32 二参茶

【原料】白参 3 克,沙参 15 克。

【制作】将二参切片放入保温杯中,用沸水冲泡,加盖闷 15 分钟即成。

【用法】代茶,频频饮用,可连续冲泡 3～5 次。每日 1 剂,当日饮完。

【功效】益气养阴。适用于气阴两虚型冠心病。

33 参麦茶

【原料】太子参 30 克,浮小麦 30 克。

【制作】将上药用沸水冲泡或用水煎,去渣取汁即成。

【用法】代茶,频频饮用,可连续冲泡 3～5 次。每日 1 剂,当日饮完。

【功效】益气养阴,收敛止汗。适用于气阴两虚型冠心病。

34 虫草沙参茶

【原料】冬虫夏草 2 根，北沙参 10 克。

【制作】将上药置入砂锅中，加适量水，用小火煎 30 分钟，连同药渣倾入保温杯中，加盖闷 10 分钟即成。

【用法】代茶，频频饮用。每日 1 剂，当日饮完。

【功效】益气养阴，益肾强心。适用于气阴两虚型冠心病，对肺肾阴虚者尤为适宜。

35 玉灵茶

【原料】龙眼肉 30 克，西洋参 3 克，白糖适量。

【制作】将上药置于保温杯中，用沸水冲泡，加盖闷 20 分钟即。

【用法】代茶，频频饮用，可连续冲泡 3～5 次。每日 1 剂，当日饮完，最后嚼食龙眼肉、西洋参。

【功效】益气养阴。适用于气阴两虚型冠心病。

36 菊楂决明茶

【原料】菊花 5 克，生山楂片 20 克，草决明 15 克。

【制作】将草决明打碎，与菊花、生山楂片同放入保温杯中，以沸水冲泡，加盖闷 10 分钟后即成。

【用法】代茶，频频饮用，可连续冲泡 3～5 次。每日 1 剂，当日饮完。

【功效】滋阴平肝，活血化瘀。适用于阴虚阳亢型冠心病。症见胸膺疼痛或心前区痛，常伴有心烦易怒，头晕胀痛，颜面潮红，口苦咽干，失眠，耳鸣，大便干结，舌质红或暗，苔微黄，脉弦数。

37 复方乌龙茶

【原料】乌龙茶 5 克，槐角 15 克，制何首乌 30 克，冬瓜皮 20 克，山楂 15 克。

【制作】先将槐角、制何首乌、冬瓜皮、山楂洗净，同放入锅中，加水适量，煎煮30分钟，去渣，以其汤液冲泡乌龙茶即成。

【用法】代茶，频频饮用。每日1剂，当日饮完。

【功效】滋阴潜阳，活血化瘀。适用于阴虚阳亢型冠心病，对合并高血压病、高脂血症、肥胖症者尤为适宜。

38 首乌牛膝茶

【原料】制何首乌200克，怀牛膝150克。

【制作】将制何首乌、怀牛膝一起研成粗末。每次取20克，放入杯中，冲入沸水，加盖闷10分钟后即成。

【用法】代茶，频频饮用，可连续冲泡3～5次。每日1剂，当日饮完。

【功效】滋补肝肾，活血降压。适用于阴虚阳亢型冠心病，对高血压病合并冠心病者尤为适宜。

39 槐菊茶

【原料】生槐花15克，白菊花8克，青葙子15克。

【制作】将上药捣碎成粗末，混匀，放入杯中，用沸水冲泡，加盖闷10分钟即成。

【用法】代茶，频频饮用，可连续冲泡3～5次。每日1剂，当日饮完。

【功效】滋阴平肝，软化血管。适用于阴虚阳亢型冠心病。

40 决明菊花茶

【原料】炒决明子20克，杭菊花12克。

【制作】将炒决明子、杭菊花放入保温杯中，冲入沸水，加盖闷15分钟即可。

【用法】代茶，频频饮用，可连续冲泡3～5次。每日1剂，当日饮完。

【功效】滋阴平肝，活血化瘀。适用于阴虚阳亢型冠心病。

（五）风湿性心脏病

风湿性心脏病（风心病）是指急性风湿热后遗留下的心脏瓣膜病变，尤以二尖瓣和主动脉多见。患者的饮食宜清淡，富于营养，易于消化。实证患者可选用山楂、生姜、桃仁、橘子、橘皮、荸荠、三七、丹参、红花、杏仁等药材制成的药茶；虚证患者可选用鸡肉、猪心、桂圆肉、大枣、荔枝、葡萄、薤白、洋葱、人参、黄芪、刺五加、柏子仁、酸枣仁等药材制成的药茶、药膳。忌食生冷、寒凉及油腻食物。

1 丹参檀香蜜茶

【原料】丹参 15 克，檀香 6 克，炙甘草 3 克，蜂蜜 30 克。

【制作】将丹参、檀香、炙甘草放入砂锅，加水煎煮，去渣取汁，调入蜂蜜即成。

【用法】代茶，频频饮用。每日 1 剂，当日饮完。

【功效】活血化瘀，行气宁心。适用于心脉瘀阻型风湿性心脏病。症见心悸怔忡，头晕乏力，唇甲青灰，两颧紫红，胸闷心痛，咳嗽，甚则咯血，舌质暗红或青紫或有瘀斑，脉细数或结代。

2 万年青茶

【原料】万年青 20～30 克，红糖适量。

【制作】将万年青洗净，切碎，放入锅中，加水适量，煎煮两次，每次 20 分钟，合并滤液，加红糖即成。

【用法】代茶，频频饮用。每日 1 剂，当日饮完。

【功效】强心活血，清热利尿。适用于心脉瘀阻型风湿性心脏病。

3 三根茶

【原料】老茶树根、榆树根各 30 克，茜草根 15 克。

【制作】按上述三味药的剂量加 30 倍量，研成粗末。每次取 45～60 克，放热水瓶中，冲入半瓶沸水，旋紧瓶塞，20 分钟后即成。

【用法】代茶，频频饮用。每日 1 剂，当日饮完。

【功效】活血化瘀，清热蠲痹。适用于心脉瘀阻型风湿性心脏病。

4 风心茶

【原料】老茶树根(10 年以上者)30～60 克，枫荷梨 30 克，万年青 6 克，糯米酒适量。

【制作】将前三味药放入锅中，加水适量，煎煮两次，每次 30 分钟，合并滤汁，调入糯米酒即成。

【用法】代茶，频频饮用。每日 1 剂，当日饮完。

【功效】活血化瘀，祛风利湿。适用于心脉瘀阻型风湿性心脏病。

5 丹参红茶

【原料】丹参 30 克，红茶 3 克。

【制作】将丹参洗净，与绿茶同放入锅中，加水适量，煎沸 30 分钟，取汁即成。

【用法】代茶，频频饮用。每日 1 剂，当日饮完。

【功效】活血化瘀。适用于心脉瘀阻型风湿性心脏病。

6 菊花山楂茶

【原料】山楂 15 克，菊花 10 克。

【制作】将山楂洗净，切片，与洗净的菊花同放入杯中，用沸水冲泡，加盖闷 10 分钟即成。

【用法】代茶，频频饮用，可连续冲泡 3～5 次。每日 1 剂，当日饮完。

【功效】活血散瘀。适用于心脉瘀阻型风湿性心脏病。

7 山楂丹参茶

【原料】生山楂 30 克，丹参 15 克，茶叶 3 克。

【制作】将生山楂、丹参洗净后放入大杯中，用沸水冲泡，加盖闷 10 分钟即成。

【用法】代茶，频频饮用，可连续冲泡 3～5 次。每日 1 剂，当日饮完。

【功效】活血化瘀，止痛。适用于心脉瘀阻型风湿性心脏病。

8 杏仁椰汁茶

【原料】杏仁 10 克，椰子汁 50 毫升。

【制作】将杏仁打碎，放入杯中，用沸水 300 毫升冲泡，加盖闷 10 分钟，调入椰子汁即成。

【用法】代茶，频频饮用。每日 1 剂，当日饮完。

【功效】化痰，强心，利尿。适用于痰浊中阻型风湿性心脏病，症见心悸气短，胸脘痞闷胀满，痰多纳呆或有恶心，舌苔白腻或滑腻，脉弦滑。

9 陈皮杏仁茶

【原料】陈皮 6 克，杏仁 10 克，桔梗 6 克，炙甘草 2 克。

【制作】将以上四味洗净，入锅，加水适量，煎煮 20 分钟，去渣取汁即成。

【用法】代茶，频频饮用。每日 1 剂，当日饮完。

【功效】燥湿化痰。适用于痰浊中阻型风湿性心脏病。

10 参叶威灵仙茶

【原料】人参叶 6 克，威灵仙 8 克。

【制作】采收人参时取叶晒干，生用，与威灵仙同研成粗末，放入有盖杯中，用沸水冲泡即成。

【用法】代茶，频频饮用，可连续冲泡 3～5 次。每日 1 剂，当日饮完。

【功效】益气宁心。适用于心脾两虚风湿性心脏病。

⑪ 二参茶

【原料】生晒参 30 克，丹参 60 克。

【制作】将生晒参与丹参洗净切成薄片，每次各取 3 克，用开水冲沏即成。

【用法】代茶，频频饮用，可连续冲泡 3～5 次。每日 1 剂，当日饮完。

【功效】补益心脾，强心安神。适用于心脾两虚风湿性心脏病。

⑫ 茯苓茶

【原料】茯苓 5～10 克，绿茶 1～2 克，蜂蜜 25 克。

【制作】将茯苓捣成粗末，与绿茶同放入杯中，用沸水冲泡，加盖闷 10 分钟即成。

【用法】代茶，频频饮用。每日 1 剂，当日饮完。

【功效】益气宁心。适用于心脾两虚型风湿性心脏病。

（六）慢性肺源性心脏病

慢性肺源性心脏病是指由慢性肺、胸疾病或肺血管慢性病变逐渐引起肺动脉高压、右心室肥大或右心室功能不全，最后发生心力衰竭的心脏疾病。患者的饮食宜清淡、稀软、易消化、营养丰富的食物。本病急性发作期属寒证者可选用橘皮、干姜、生姜等药物与食物；属热证者可选用梨、柿子、荸荠、萝卜、冬瓜仁、芦根、百合等药物与食物。疾病缓解期患者可选用莲子、核桃仁、杏仁、山药、芡实、白扁豆、薏苡仁、桂圆肉、大枣、蛤蚧、花生、胎盘、苹果、牛肉、猪瘦肉、鸡肉、鸭肉、淡水鱼及蛋类、乳类、豆类等药物与食物。禁烟忌酒；忌食咸菜、酱茶、咸鱼等腌制品；忌食辛辣刺激性食物。

① 苓桂苏子茶

【原料】桂枝 6 克，茯苓 12 克，橘皮 10 克，苏子 10 克，炙甘草 3 克。

【制作】将以上五味洗净，放入锅中，加水适量，煎煮 30 分钟，去渣取汁即成。

【用法】代茶，频频饮用，可连续冲泡3～5次。每日1剂，当日饮完。

【功效】温肺化痰，降气平喘。适用于寒痰壅盛型慢性肺源性心脏病，症见咳嗽多痰，痰白而稀，短气喘息，恶风易汗，舌质淡，脉细或结代。

② 生姜百部蜜茶

【原料】鲜生姜6克，蒸百部、蜂蜜各10克。

【制作】将鲜生姜洗净，切片，与蒸百部同放入锅中，加水适量，煎煮20分钟，去渣取汁，待药汁转温后，调入蜂蜜即成。

【用法】代茶，频频饮用。每日1剂，当日饮完。

【功效】温肺化痰。适用于寒痰壅盛型慢性肺源性心脏病。

③ 麻黄杏仁茶

【原料】甜杏仁5克，炙麻黄、白砂糖各10克，生姜末2克。

【制作】将甜杏仁浸入热水10分钟，捞出，手搓去皮，与生姜末混合后，打成碎泥。将炙麻黄洗净，杵成细蓉状，与杏仁、生姜泥一同装入清洁纱布袋内，封口，加清水500毫升，用大火烧沸，再用小火煮15分钟，加入白砂糖调味即成。

【用法】代茶，频频饮用。每日1剂，当日饮完。

【功效】温肺化痰。适用于寒痰壅盛型慢性肺源性心脏病。

④ 苏子麻黄茶

【原料】生麻黄3克，甜杏仁6克，紫苏子15克，生姜末2克，白砂糖5克。

【制作】将甜杏仁浸入热水10分钟，捞出，手搓去皮，与生姜末混合后，打成碎泥。将生麻黄洗净，杵成细蓉状。再将紫苏子研成粉状。将三者一同装入清洁纱布袋内，封口，加清水500毫升，用大火烧沸，再用小火煮约15分钟，加入白砂糖调味即成。

【用法】代茶，频频饮用。每日1剂，当日饮完。

【功效】温肺化痰,平喘宁心。适用于寒痰壅盛型慢性肺源性心脏病。

5 白萝卜麻黄茶

【原料】新鲜白萝卜 250 克,炙麻黄 5 克,生姜末 2 克。

【制作】将新鲜白萝卜洗净,削皮,切成小块。再将炙麻黄洗净,与生姜末混合,打成细蓉倒入萝卜块中,杵成糊状,经纱布过滤取汁。饮用时,取汁适量,加温开水冲服。

【用法】代茶,频频饮用,可连续冲泡 3～5 次。每日 1 剂,当日饮完。

【功效】温肺化痰。适用于寒痰壅盛型慢性肺源性心脏病。

6 麻杏石甘茶

【原料】炙麻黄、杏仁各 10 克,生石膏 30 克,炙甘草 5 克,桑白皮 10 克,瓜蒌皮、蜂蜜各 20 克。

【制作】将以上前六味洗净,入锅,加水适量,煎煮 30 分钟,去渣取汁即成。

【用法】代茶,频频饮用,可连续冲泡 3～5 次。每日 1 剂,当日饮完。

【功效】清热化痰。适用于痰热壅盛型慢性肺源性心脏病,症见咳嗽气喘,不能平卧,痰黄或黏、不易咯出,或身热口渴,大便干结,苔黄或黄腻,脉弦滑数或弦大。

7 二皮枇杷叶茶

【原料】桑白皮 8 克,瓜蒌皮、枇杷叶各 10 克,蜂蜜 15 克。

【制作】将以上前三味洗净,入锅,加水适量,煎煮 30 分钟,去渣取汁,待药汁转温后调入蜂蜜,搅匀即成。

【用法】代茶,频频饮用,可连续冲泡 3～5 次。每日 1 剂,当日饮完。

【功效】清热化痰。适用于痰热壅盛型慢性肺源性心脏病。

8 三草蜜茶

【原料】干鱼腥草 30 克，败酱草、益母草各 15 克，蜂蜜 20 克。

【制作】将鱼腥草拣杂、洗净，放入砂锅，加清水浸泡 30 分钟。将败酱草、益母草切碎，装入纱布袋中，扎紧袋口，一并放入砂锅，加水适量，先用大火煮沸，改用中火煎煮 30 分钟，取出药袋，趁温热调入蜂蜜，拌和均匀即成。

【用法】代茶，频频饮用。每日 1 剂，当日饮完。

【功效】清肺化痰。适用于痰热壅盛型慢性肺源性心脏病。

9 桑菊杏仁茶

【原料】桑叶、杏仁泥各 6 克，菊花 5 克，蜂蜜 10 克。

【制作】将桑叶、菊花、杏仁泥放入锅中，加水适量，煎煮 20 分钟，去渣取汁，待药汁转温后调入蜂蜜即成。

【用法】代茶，频频饮用。每日 1 剂，当日饮完。

【功效】清肺化痰，疏风宣肺。适用于痰热壅盛型慢性肺源性心脏病。

10 瓜蒌麦冬茶

【原料】瓜蒌 10 克，麦冬 8 克，芦根、白茅根各 20 克，蜂蜜 10 克。

【制作】将以上前四味洗净，同放入锅中，加适量水，大火煮沸，改小火煎煮 30 分钟，去渣取汁，待药汁转温后，调入蜂蜜，搅匀即成。

【用法】代茶，频频饮用。每日 1 剂，当日饮完。

【功效】清肺化痰，宣肺止咳。适用于痰热壅盛型慢性肺源性心脏病。

11 梨子五汁茶

【原料】梨子 1 个，鲜芦根 100 克，荸荠 75 克，鲜藕 50 克，鲜麦冬 15 克。

【制作】将梨子去皮洗净，切成薄片，备用。将鲜芦根、荸荠、鲜藕、鲜麦冬分别洗净，放入温开水中浸泡片刻，取出后切碎、绞汁即成。

【用法】代茶,频频饮用。每日1剂,当日饮完。

【功效】清肺化痰,养阴止咳。适用于痰热壅盛型慢性肺源性心脏病。

⑫ 银花桑杏茶

【原料】金银花12克,桑叶10克,杏仁8克。

【制作】将桑叶洗净,剪碎,装入纱布袋中,扎紧袋口,备用。杏仁拣杂后,放入清水中浸泡片刻,与桑叶袋、洗净的金银花同放入砂锅中,加水适量,先用大火煮沸,再用小火煎煮30分钟,取出药袋即成。

【用法】代茶,频频饮用。每日1剂,当日饮完。

【功效】清肺化痰,疏风宣肺。适用于痰热壅盛型慢性肺源性心脏病。

⑬ 杏仁白果奶茶

【原料】杏仁10克,白果仁4克,新鲜牛奶100毫升,白糖适量。

【制作】将杏仁去皮尖,与白果仁一同打碎,加清水浸泡30分钟,入锅,加适量清水,煮沸后加入已煮沸的新鲜牛奶和白糖即成。

【用法】代茶,频频饮用。每日1剂,当日饮完。

【功效】清肺化痰,定喘宁心。适用于痰热壅盛型慢性肺源性心脏病。

⑭ 葶苈子大黄茶

【原料】葶苈子5克,生大黄2克,绿茶2克。

【制作】将葶苈子和生大黄用清水洗净,放入瓷杯中,加入绿茶,用开水冲泡,加盖闷10分钟后即成。

【用法】代茶,频频饮用,可连续冲泡3～5次。每日1剂,当日饮完。

【功效】清肺化痰,宁心定喘。适用于痰热壅盛型慢性肺源性心脏病。

⑮ 人参五味子茶

【原料】白参 2 克，五味子 5 克。

【制作】将白参切成薄片，与五味子一同放入瓷杯中，用沸水冲泡，加盖闷 10 分钟即成。

【用法】代茶，频频饮用，可连续冲泡 3～5 次。每日 1 剂，当日饮完。

【功效】补肺肾化痰。适用于肺肾气虚、痰浊壅盛型慢性肺源性心脏病。

⑯ 参芪精速溶茶

【原料】党参、黄芪各 250 克，白糖 500 克。

【制作】将黄芪、党参以冷水泡透，加水煎煮。每半小时取煎液 1 次，加水再煎，共煎 3 次，合并煎液，再继续用小火煎煮浓缩，至黏稠如膏时，停火，待温，拌入白糖，把煎液吸净，混匀，晒干，压碎，装瓶即成。

【用法】代茶，频频饮用，可连续冲泡 3～5 次。每日 1 剂，当日饮完。

【功效】益气养阴，养心健脾。适用于气阴两虚型慢性肺源性心脏病，对心气虚者尤为适宜。

（七）血栓闭塞性脉管炎

血栓闭塞性脉管炎是慢性周围血管疾病中最常见的病症，是一种周围血管的慢性闭塞性炎症疾病。患者宜选用营养丰富又不油腻的食物。寒湿症者应食干姜、肉桂、羊肉、狗肉、鹿肉、川椒、茴香等药物与食物，忌食生冷食物；热毒症者宜选用苦菜、苦瓜、绿豆、蒲公英、薏苡仁等药物与食物，忌食辛辣食物；气滞血瘀症者宜食山楂、桃仁、皂角刺、鸡血藤、当归等药物与食物，忌食生冷、寒凉食物；气血不足症者宜选用鸡肉、当归、芍药、黄芪、党参、牛肉、荔枝、龙眼等药物与食物，忌食生冷、油腻食物。

① 桂姜速溶茶

【原料】桂枝颗粒剂2袋(含生药12克),干姜颗粒剂2袋(含生药12克),制附子颗粒剂1袋(含生药3克),当归颗粒剂1袋(含生药10克),川芎颗粒剂1袋(含生药6克),川牛膝颗粒剂2袋(含生药10克),炙甘草颗粒剂1袋(含生药3克)。

【制作】将以上药物颗粒剂放入杯中,用沸水冲泡,待颗粒充分溶化即成。

【用法】代茶,频频饮用。每日1剂,当日饮完。

【功效】温经散寒,利湿止痛。适用于寒温凝结型血栓闭塞性脉管炎,症见患肢缺血,疼痛明显,行走不便,脚趾肿胀、冰冷,肤色暗淡,苔白、舌质淡,脉沉细。

② 金银花甜茶

【原料】金银花、赤芍、玄参各30克,蒲公英、丹参各50克,白糖20克。

【制作】将上述五味药洗净,同放入锅中,加清水适量,大火烧沸,改小火熬煮30分钟。去渣取汁,与白糖混匀即成。

【用法】代茶,频频饮用。每日1剂,当日饮完。

【功效】清热解毒,活血止痛。适用于热毒内结型血栓闭塞性脉管炎,症见患处灼热疼痛,皮色暗红,间歇性跛行,身热口干,便秘尿赤,趾端皮肤红肿、渐变黑色,呈干性坏死,或破溃腐烂,舌质红、苔薄腻,脉沉数。

③ 银花益母草茶

【原料】金银花20克,玄参50克,当归、赤芍各40克,益母草30克,甘草5克。

【制作】将以上六味药洗净,同放入锅中,加水适量,煎煮两次,每次30分钟,合并滤汁即成。

【用法】代茶,频频饮用。每日1剂,当日饮完。

【功效】清热解毒,祛风通络。适用于热毒内结型血栓闭塞性脉管炎。

4 丹参赤芍鸡血藤茶

【原料】丹参、赤芍参各 50 克，鸡血藤、蒲公英各 30 克，蜂蜜 20 克。

【制作】将以上前四味药洗净，入锅，加水适量，煎煮 30 分钟，去渣取汁，待药汁转温后调入蜂蜜即成。

【用法】代茶，频频饮用。每日 1 剂，当日饮完。

【功效】清热解毒，活血化瘀。适用于热毒内结型血栓闭塞性脉管炎。

5 银花川芎地龙茶

【原料】银花、地龙各 20 克，黄芩 10 克，牛膝、红花各 15 克，蜂蜜 20 克。

【制作】将以上前五味药洗净，入锅，加水适量，煎煮 30 分钟，去渣取汁，待药汁转温后，调入蜂蜜即成。

【用法】代茶，频频饮用。每日 1 剂，当日饮完。

【功效】清热解毒，活血化瘀。适用于热毒内结型血栓闭塞性脉管炎。

6 银花藤茶

【原料】银花藤 30 克，茶叶 10 克。

【制作】将银花藤洗净，同茶叶一并放入茶盅内，开水冲泡 3～5 分钟即成。

【用法】代茶，频频饮用，可连续冲泡 3～5 次。每日 1 剂，当日饮完。

【功效】清热解毒，通络止痛。适用于热毒内结型血栓闭塞性脉管炎。

7 毛冬青茶

【原料】毛冬青 150 克，生甘草 5 克，蜂蜜 30 克。

【制作】将毛冬青、生甘草洗净，入锅，加水适量，煎煮两次，每次 30 分钟，合并滤汁，待药汁转温后，调入蜂蜜即成。

【用法】代茶，频频饮用。每日 1 剂，当日饮完。

【功效】活血化瘀，清热解毒，通脉止痛。适用于气滞血瘀型血栓闭塞性脉管炎，症见皮肤发冷，皮色青紫，持久性静止疼痛，固定不移，难以入睡，受累动脉搏动减弱或消失，舌质紫暗，脉细涩。

⑧ 桃红茶

【原料】桃仁、红茶、丹参、熟地各15克，白芍20克，当归10克，沉香6克，白糖50克。

【制作】将上述诸药洗净，放入锅中，加清水适量，小火煎煮2～3次，每次50～60分钟。3次药汁混匀后，再煎煮10分钟。滤渣取汁，调入白糖即成。

【用法】代茶，频频饮用。每日1剂，当日饮完。

【功效】活血化瘀，通脉止痛。适用于热毒内结型血栓闭塞性脉管炎。

⑨ 皂刺茶

【原料】皂角刺50克。

【制作】将皂角刺洗净，入锅，加水适量，煎煮30分钟，去渣取汁即成。

【用法】代茶，频频饮用。每日1剂，当日饮完。

【功效】活血散结，消肿止痛。适用于热毒内结型血栓闭塞性脉管炎。

⑩ 黄芪通脉茶

【原料】黄芪100～250克，川牛膝20克，红枣10枚。

【制作】将黄芪、川牛膝、红枣洗净，入锅，加水适量，煎煮两次，每次30分钟，合并滤汁即成。

【用法】代茶，频频饮用。每日1剂，当日饮完。

【功效】益气止痛。适用于热毒内结型血栓闭塞性脉管炎。

四、血液系统疾病食疗药茶

（一）缺铁性贫血

缺铁性贫血是指由于铁摄入不足、吸收不良或损耗过多而影响血红蛋白合成所致的贫血。缺铁性贫血形态上为小细胞色素性贫血，治疗应清除病因，口服或注射铁剂。患者饮食宜选用滋补性强、含铁量高并具有促进机体消化、吸收且含有多种微量元素的食物。饮食要多样化，做到不偏食、不忌嘴，烹饪中使用铁锅。配伍药茶以及菜肴时，宜选择具补血作用的食物，如动物肝脏（猪、羊、牛、鱼、鸡等）、动物肾脏、动物血和牛骨髓、海参、淡菜、海藻、苋菜、菠菜、黑芝麻、香菇、木耳、红枣、葡萄、龙眼肉、荔枝、苹果、山楂、人参、党参、黄芪、当归、熟地黄、阿胶、何首乌、桑葚子、枸杞子等。忌食油腻和刺激性食物；忌饮高浓度白酒、咖啡以及浓茶；忌烟。

① 归芍首乌茶

【原料】当归、炒白芍、熟地黄、川芎各 10 克，制首乌 15 克，蜂蜜 20 克。

【制作】将当归、炒白芍、熟地黄、川芎、制首乌洗净，晒干或烘干，切成片，同放入砂锅中,加水煎煮 30 分钟,用洁净纱布过滤,取汁盛入杯中,加入蜂蜜,拌和均匀即成。

【用法】代茶,频频饮用。每日 1 剂,当日饮完。

【功效】养血生血,促进红胞生长。适用于气血两虚型贫血,症见面色苍白或萎黄,口唇、指甲、眼睑黏膜无血色,倦怠无力,头晕心悸,少气懒言,舌质淡红,舌体胖大、苔薄,脉细无力。

2 党参葛枣补血茶

【原料】党参、葛根粉各 15 克,红枣 15 枚。

【制作】将党参、红枣洗净,红枣去核,与党参切片后,晒干或烘干,共研为细粉,调入葛根粉,充分混合均匀,一分为二装瓶备用。

【用法】代茶,频频饮用,每份可连续冲泡 3～5 次。每日 1 剂,当日饮完,最后嚼食红枣。

【功效】益气养血,健脾平肝。适用于气血两虚型贫血,对兼有高血压病,头、颈部不适者尤为适宜。

3 黄芪桂枝归枣茶

【原料】黄芪 10 克,桂枝、当归各 5 克,红枣 10 枚。

【制作】将黄芪、桂枝、当归拣去杂质,洗净,晒干或烘干,敲成碎块或切成片,放入纱布袋中,与洗净的红枣同放入大杯中,用沸水冲泡,加盖闷 15 分钟即可。

【用法】代茶,频频饮用,每份可连续冲泡 3～5 次。每日 1 剂,当日饮完,最后嚼食红枣。

【功效】益气养血,健脾温阳。适用于气血两虚型贫血,对兼有手足发冷者尤为适宜。

4 荔枝红枣茶

【原料】荔枝干 10 枚,红枣 15 枚。

【制作】将荔枝干、红枣洗净,放入砂锅中,加水适量,大火煮沸,改用小火煨煮 30 分钟即成。

【用法】代茶,频频饮用。每日 1 剂,当日饮完,最后嚼食荔枝、红枣。

【功效】益气养血。适用于气血两虚型贫血。

5 西洋参阿胶茶

【原料】西洋参饮片 3 克,阿胶 15 克。

【制作】将西洋参饮片晒干或烘干,研成细末,待用。将阿胶敲碎,放入锅中,加水适量,用小火煨煮烊化,调入西洋参末,搅拌均匀即成。

【用法】代茶,频频饮用,每份可连续冲泡 3～5 次。每日 1 剂,当日饮完。

【功效】益气养阴,补血止血。适用于气血两虚型贫血,对气不摄血型血小板减少性紫癜也适宜。

6 归芪阿胶茶

【原料】当归、阿胶各 10 克,黄芪 15 克,红枣 10 枚。

【制作】将黄芪、当归、红枣洗净后,同放入砂锅中,加适量水,中火煨煮 40 分钟,将煮沸烊化的阿胶汁液徐徐加入,拌和均匀即成。

【用法】代茶,频频饮用,每份可连续冲泡 3～5 次。每日 1 剂,当日饮完,最后嚼食红枣。

【功效】益气养血,健脾止血。适用于气血两虚型贫血,对药物性贫血、血小板减少者尤为适宜。

7 参芪桂附茶

【原料】党参 10 克,炙黄芪 15 克,肉桂、制附子各 3 克,红枣 5 枚。

【制作】将以上药物入锅中浸泡 30 分钟,煎煮两次,每次 30 分钟,合并滤汁即成。

【用法】代茶,频频饮用。每日 1 剂,当日饮完,最后嚼食红枣。

【功效】温补脾肾。适用于脾肾阳虚型贫血。

8 参归鹿角胶速溶茶

【原料】白参颗粒剂 1 袋(含生药 3 克),当归颗粒剂 2 袋(含生药 10 克),鹿角胶颗粒剂 1 袋(含生药 3 克)。

【制作】将以上药物颗粒剂放入杯中,用沸水冲泡,待颗粒充分溶化即成。

【用法】代茶,频频饮用。每日 1 剂,当日饮完。

【功效】温补脾肾。适用于脾肾阳虚型贫血。

9 桑葚牛奶茶

【原料】新鲜桑葚 50 克,鲜牛奶 200 毫升。

【制作】将新鲜桑葚洗净,晒干或烘干,放入大茶杯中,用沸水冲泡,加盖闷 15 分钟,待用。将鲜牛奶放入锅中,中火煮沸后即离火,将牛奶调入冲泡桑葚的杯中,拌和均匀即成。

【用法】代茶,频频饮用。每日 1 剂,当日饮完。

【功效】滋补肝肾。适用于肝肾阴虚型贫血。

10 紫菜枸杞茶

【原料】紫菜 6 克,枸杞子 30 克。

【制作】将紫菜(干品)拣去杂质,一分为二,装入绵纸袋中,封口挂线,备用。将枸杞子洗净,晒干或烘干,放入茶杯中,用沸水冲泡,加盖闷 15 分钟即成。

【用法】代茶,频频饮用,每份可连续冲泡 3～5 次。每日 1 剂,当日饮完,最后嚼食枸杞子。

【功效】补益肝肾，养血和血。适用于肝肾阴虚型贫血。

⑪ 桂圆枸杞茶

【原料】桂圆肉 10 枚，枸杞子 15 克。

【制作】将桂圆肉、枸杞子分别洗净，放入瓷碗中，隔水蒸熟，取出，放入杯中，用沸水冲泡，加盖闷 10 分钟即成。

【用法】代茶，频频饮用，每份可连续冲泡 3～5 次。每日 1 剂，当日饮完，最后嚼食桂圆肉、枸杞子。

【功效】滋养肝肾，生血补血。适用于肝肾阴虚型贫血。

⑫ 当归枸杞养血茶

【原料】当归 5 克，枸杞子 15 克，红枣 10 枚。

【制作】将当归拣去杂质，洗净，晒干或烘干，切成小碎块，与洗净的枸杞子、红枣同放入杯中，用沸水冲泡，加盖闷 15 分钟即成。

【用法】代茶，频频饮用，每份可连续冲泡 3～5 次。每日 1 剂，当日饮完，最后嚼食枸杞子、红枣。

【功效】补养肝肾，补血养血。适用于肝肾阴虚型贫血。

⑬ 首乌茶

【原料】制首乌 15 克，红枣 15 枚。

【制作】将制首乌、红枣分别拣去杂质，洗净。制首乌切成饮片，红枣去核切碎，均晒干或烘干，研成粗粉末，一分为二，分别装入绵纸袋中，封口挂线即成。

【用法】代茶，频频饮用，每份可连续冲泡 3～5 次。每日 1 剂，当日饮完。

【功效】补益肝肾，养血健脾。适用于肝肾阴虚型贫血。

⑭ 海藻枸杞子茶

【原料】海藻(干品)6克,枸杞子30克。

【制作】将购买的海藻(干品)拣去杂质,切成1厘米长的小段,放入绵纸袋中,封口挂线,与枸杞子(择洗干净)同放入大杯中,用沸水冲泡,加盖闷15分钟即成。

【用法】代茶,频频饮用,每份可连续冲泡3～5次。每日1剂,当日饮完,最后嚼食枸杞子。

【功效】滋补肝肾,养血生津。适用于肝肾阴虚型贫血。

⑮ 葡萄干茶

【原料】葡萄干30克,枸杞子15克。

【制作】将葡萄干、枸杞子分别拣去杂质,洗净,晒干或烘干,同放入杯中,用沸水冲泡,加盖闷15分钟即成。

【用法】代茶,频频饮用,每份可连续冲泡3～5次。每日1剂,当日饮完,最后嚼食葡萄干。

【功效】滋养肝肾,养血补血。适用于肝肾阴虚型贫血。

⑯ 桑葚茶

【原料】新鲜桑葚250克。

【制作】将熟透的新鲜桑葚洗净后晒干或烘干,亦可蒸熟晒干,研成细粉,贮入瓶中即成。

【用法】代茶,频频饮用,每次取桑葚粉10克,可连续用沸水冲泡3～5次。每日1剂,当日饮完。

【功效】益气养血,补养肝肾。适用于肝肾阴虚型贫血。

⑰ 红糖枸杞茶

【原料】枸杞子 30 克，红糖 30 克。

【制作】将枸杞子洗净，晒干或烘干，放入杯中，用沸水冲泡，调入红糖拌和均匀即成。

【用法】代茶，频频饮用，每份可连续冲泡 3～5 次。每日 1 剂，当日饮完，最后嚼食枸杞子。

【功效】益气养血，补养肝肾。适用于肝肾阴虚型贫血。

⑱ 人参枸杞茶

【原料】生晒参 1 克，枸杞子 30 克。

【制作】将生晒参拣去杂质，研成细末，一分为二，装入绵纸袋中，扎口挂线，备用。将枸杞子拣杂后洗净，晒干，分成两份，待用。冲茶饮服时，每次取药袋 1 个，放入杯中，加 15 克枸杞子，用沸水冲泡，加盖闷 15 分钟即可饮用。

【用法】代茶，频频饮用，每份可连续冲泡 3～5 次。每日 1 剂，当日饮完，最后嚼食人参、枸杞子。

【功效】双补阴阳，益肾补精，养血润便。适用于阴阳两虚型贫血，症见面色苍白，腰膝酸软，口渴低热或怕冷，手足发冷，遗精，早泄，时冷时热，自汗盗汗，舌质淡，苔薄白或无苔、少苔，脉沉细无力或沉细数。对再生障碍性贫血及兼有大便秘结者尤为适宜。

⑲ 牛骨髓油茶

【原料】面粉 1000 克，牛骨髓 300 克，牛肉干 150 克，生姜末 20 克，丁香、大茴香、花椒各 4 克，味精 5 克，精盐 25 克，芝麻、核桃仁、芝麻酱各 100 克。

【制作】将面粉放入锅内，用微火炒至面粉呈微黄色时倒在案板上，晾凉后备用。芝麻炒熟研成细末，核桃仁、牛肉干切碎。丁香、大茴香、花椒用锅焙焦，碾成细末后备用。将牛骨髓放入锅内烧热，兑入炒好的面粉、芝麻、核桃仁、牛肉干、生姜末、丁香、大茴香、花椒、精盐、味精，炒匀即成茶粉。

【用法】代茶，频频饮用，每份可连续冲泡3～5次。每日1剂，当日饮完。

【功效】双补阴阳，益肾补精，养血润便。适用于阴阳两虚型贫血，对再生障碍性贫血及兼有大便秘结者尤为适宜。

⑳ 四物胶红茶

【原料】桑葚、阿胶、红枣、桃仁等。

【制作】将以上药食两用之品洗净，烘干研成粗末，装入绵纸袋中，每袋5克即成。

【用法】代茶，频频饮用，每袋可连续冲泡3～5次。每日1～2袋，当日饮完。

【功效】补血活血，调经止痛。常饮可治疗贫血、经常头昏眼花、面黄无华、月经不调、闭经、痛经。

（二）白细胞减少症

白细胞减少症是指外周血液中白细胞计数持续低于4×10^9/升（4000/毫米^2），中性粒细胞低于0.4（40%），属于常见血液病。患者饮食应遵循以补肝肾、益精血、补气生血类滋补性食物为主的原则，如选择猪蹄、猪肤、牛蹄筋、牛肉、羊肉、绿叶蔬菜、动物肝、动物肾、花生、红枣、蜂王浆、蛋类等，可选用人参、黄芪、山药、枸杞子、黄精、阿胶等药物与食物制成的药茶。忌食生冷、寒凉、油腻、辛辣燥热食物。

① 芪枣甜茶

【原料】红枣10枚，茯苓15克，黄芪、鸡血藤各30克，白糖、蜂蜜各适量。

【制作】将红枣、茯苓、黄芪、鸡血藤洗净入锅，加水适量，煎煮两次，每次30分钟，合并滤液，待滤液转温后调入白糖及蜂蜜即成。

【用法】代茶，频频饮用。每日1剂。当日饮完，最后嚼食红枣。

【功效】益气健脾，增加白细胞数量。适用于各种类型的白细胞减少症和中性粒细胞缺少。

2 黄精豆浆茶

【原料】鲜黄精、黄豆各50克，白糖适量。

【制作】春、秋两季（秋季为佳）挖采鲜黄精，去除根须，洗净，置沸水中略烫。黄豆用冷水浸泡1夜，次日早晨与鲜黄精同放入家用粉碎机中粉碎，过滤取汁，入锅，煮沸后加白糖少量，待糖溶化即成。

【用法】代茶，频频饮用。每日1剂，当日饮完。

【功效】益气养阴，增加白细胞数量。适用于各种类型的白细胞减少症，对气阴两虚型白细胞减少症尤为适宜。

3 鸡血藤枸杞茶

【原料】鸡血藤10克，枸杞子15克。

【制作】将鸡血藤、枸杞子分别洗净，晒干或烘干，鸡血藤切成片，与枸杞子同放入杯中，用沸水冲泡，加盖闷15分钟即可饮用。

【用法】代茶，频频饮用，每份可连续冲泡3～5次。每日1剂，当日饮完，最后嚼食枸杞子。

【功效】增加白细胞数量，滋阴养血。适用于各种类型的白细胞减少症，也可用于气血两虚型、肝肾阴虚型贫血。

4 牛髓冲剂

【原料】牛骨髓（烤干）250克，黑芝麻、枸杞子各150克，红糖100克，白糖50克。

【制作】将黑芝麻、枸杞子分别拣去杂质、洗净，晒干或烘干，与牛骨髓同放入炒锅，微火焙炒出香味，趁热研为细粉，加红糖、白糖，拌和均匀，晾凉，放入瓶中，加盖，干燥备用。

【用法】代茶，频频饮用。每日 1 剂，当日饮完。

【功效】滋补肝肾，强壮筋骨。适用于各种类型的白细胞减少症，对肝肾阴虚型贫血及伴有骨质疏松症者尤为适宜。

5 人参阿胶茶

【原料】白参粉 3 克，阿胶 10 克。

【制作】将阿胶入锅，加水煎煮烊化后，调入白参粉即成。

【用法】代茶，频频饮用。每日 1 剂，当日饮完。

【功效】补气养血，增加白细胞数量。适用于心脾两虚型白细胞减少症，症见头晕目眩，神疲乏力，失眠多梦，饮食减少，腹胀便泻、恶心，面色萎黄无华，舌质淡、苔薄白，脉细弱。

6 人参红枣茶

【原料】生晒参 5 克，红枣 15 枚。

【制作】将生晒参拣去杂质，切成片，与拣去杂质洗净的红枣同放入砂锅中，加水适量，中火煎煮 40 分钟即成。

【用法】代茶，频频饮用。每日 1 剂，当日饮完，最后嚼食人参、红枣。

【功效】补益心脾，增加白细胞数量。适用于心脾两虚型白细胞减少症。

7 茯苓奶茶

【原料】茯苓粉 10 克，牛奶 200 克。

【制作】将茯苓粉用少量凉开水化开，再将煮沸的牛奶冲入即成。

【用法】代茶，频频饮用。每日 1 剂，当日饮完。

【功效】补益心脾，增加白细胞数量。适用于心脾两虚型白细胞减少症，也可用于气血两虚型贫血。

⑧ 桂圆茶

【原料】桂圆肉 30 克，冰糖适量。

【制作】将桂圆肉洗净，放入锅中，加水适量，大火煮沸后，改用小火煮 20 分钟，加入冰糖，搅拌溶解即成。

【用法】代茶，频频饮用。每日 1 剂，当日饮完，最后嚼食桂圆肉。

【功效】补益心脾，增加白细胞数量。适用于心脾两虚型白细胞减少症。

⑨ 归芪鸡血藤蜜茶

【原料】当归尾 20 克，炙黄芪 30 克，鸡血藤 60 克，酒浸干地龙 20 克，蜂蜜 30 克。

【制作】将当归尾、炙黄芪、鸡血藤、酒浸干地龙用冷水浸泡半小时，入锅，加水煎 1 小时，去渣取汁，待滤汁转温后加入蜂蜜，搅匀即成。

【用法】代茶，频频饮用。每日 1 剂，当日饮完。

【功效】益气养血，增加白细胞数量。适用于心脾两虚型白细胞减少症。

⑩ 人参茶

【原料】生晒参 3 克。

【制作】将生晒参洗净后切成薄片，每次取 1.5 克，放入杯中，用沸水冲泡，加盖闷 10 分钟即成。

【用法】代茶，频频饮用，每份可连续冲泡 3～5 次。每日 1 剂，当日饮完。

【功效】益气养血，增加白细胞数量。适用于心脾两虚型白细胞减少症。

⑪ 生脉蜂蜜茶

【原料】白参 3 克，麦冬 15 克，五味子 5 克，蜂蜜 20 克。

【制作】将白参、麦冬、五味子同放入锅中，加水适量，煎煮两次，每次 30 分钟，合并滤汁，调入蜂蜜即成。

【用法】代茶，频频饮用，每份可连续冲泡 3～5 次。每日 1 剂，当日饮完。

【功效】益气养阴。适用于气阴两虚型白细胞减少症。

⑫ 西洋参红糖茶

【原料】西洋参 3 克,红枣 10 枚,红糖 15 克。

【制作】将西洋参与红枣洗净,入锅,加适量水,大火煮沸,改小火煎煮 30 分钟,去西洋参,加入红糖,待糖溶化即成。

【用法】代茶,频频饮用。每日 1 剂,当日饮完。

【功效】益气养阴。适用于气阴两虚型白细胞减少症。

⑬ 吉林参黑芝麻茶

【原料】吉林参 5 克,黑芝麻、白糖各 15 克。

【制作】将黑芝麻研末备用。吉林参入锅煎煮 40 分钟,去渣留汁,加入黑芝麻粉及白糖,煮沸即成。

【用法】代茶,频频饮用。每日 1 剂,当日饮完。

【功效】益气养阴。适用于气阴两虚型白细胞减少症。

⑭ 太子参红枣桂圆茶

【原料】太子参 15 克,红枣 10 枚,桂圆肉 20 克,红糖 15 克。

【制作】将太子参、红枣、桂圆肉洗净,入锅,加适量水,大火煮沸,改小火煎煮 30 分钟,去太子参,加入红糖,待糖溶化即成。

【用法】代茶,频频饮用。每日 1 剂,当日饮完,最后嚼食太子参、红枣、桂圆肉。

【功效】益气养阴。适用于气阴两虚型白细胞减少症。

⑮ 黄精参芪茶

【原料】黄精、党参、山药、炙黄芪各 15 克。

【制作】将上述四味药分别洗净入锅,加水适量,用小火煎煮 40 分钟,去渣取汁即成。

【用法】代茶，频频饮用。每日1剂，当日饮完。

【功效】益气养阴。适用于气阴两虚型白细胞减少症。

16 参竹茶

【原料】太子参30克，玉竹20克。

【制作】将太子参、玉竹放入保温杯中，冲入沸水，加盖闷15分钟即成。

【用法】代茶，频频饮用。每日1剂，当日饮完。

【功效】益气养阴。适用于气阴两虚型白细胞减少症。

17 灵芝银耳茶

【原料】灵芝6克，银耳10克，冰糖适量。

【制作】将灵芝、银耳用清水漂洗干净。银耳泡发浸透，与灵芝均切碎，置于保温杯中，冲入沸水适量，加盖闷30分钟，加入适量冰糖即成。

【用法】代茶，频频饮用。每日1剂，当日饮完。

【功效】益气养阴。适用于气阴两虚型白细胞减少症。

18 桂圆洋参茶

【原料】桂圆肉30克，西洋参3克。

【制作】将桂圆肉、西洋参放入保温杯中，用沸水冲泡，加盖闷20分钟即成。

【用法】代茶，频频饮用。每日1剂，当日饮完，最后嚼食桂圆肉、西洋参。

【功效】益气养阴。适用于气阴两虚型白细胞减少症。

19 生晒参麦冬茶

【原料】生晒参2克，麦冬15克，玉竹15克。

【制作】将生晒参、麦冬、玉竹洗净，晒干或烘干，同研为细末，混合均匀，一分为二，装入绵纸袋中，挂线封口。放入杯中，用沸水冲泡，加盖闷10分钟即成。

【用法】代茶，频频饮用。每日1剂，当日饮完。

【功效】益气养阴。适用于各种类型的白细胞减少症。

20 仙鹤豆枣甜茶

【原料】仙鹤草50克，红枣10枚，赤小豆、鸡血藤各30克，黄精20克，当归10克，补骨脂15克，红糖20克，黄酒10毫升。

【制作】将上述前七味药同放入锅中，加水适量，煎煮两次，每次30分钟，合并滤汁，调入红糖及黄酒即成。

【用法】代茶，频频饮用。每日1剂，当日饮完。

【功效】温补脾肾，温补肾阳，增加白细胞数量。适用于脾肾阳虚型白细胞减少症。

21 山茱萸川芎蜜茶

【原料】山茱萸、川芎各20克，蜂蜜30克。

【制作】将山茱萸洗净。将川芎洗净，切片，与山茱萸同放入锅中，加水适量，浓煎后去渣取汁，待滤汁转温后调入蜂蜜，搅匀即成。

【用法】代茶，频频饮用。每日1剂，当日饮完。

【功效】补益肝肾，温补肾阳，增加白细胞数量。适用于脾肾阳虚型白细胞减少症。

22 三豆升白茶

【原料】赤小豆、黑大豆、扁豆各20克，补骨脂、淫羊藿、丹参、黄芪各10克，炙甘草3克。

【制作】将以上八味药洗净后同放入锅中，加水适量，煎煮两次，每次40分钟，合并滤汁即成。

【用法】代茶，频频饮用。每日 1 剂，当日饮完。

【功效】健脾益气，补肾温阳，增加白细胞数量。适用于脾肾阳虚型白细胞减少症。

23 金银花甘草茶

【原料】新鲜金银花 50 克，甘草 5 克，蜂蜜 30 克。

【制作】将新鲜金银花、甘草洗净，拣去杂质，加水适量煎煮 1 个小时，过滤取汁，加入蜂蜜，搅匀即成。

【用法】代茶，频频饮用。每日 1 剂，当日饮完。

【功效】解表扶正，清热解毒。适用于热毒血热型白细胞减少症，对于粒细胞缺乏合并急性感染之初期者也适用。

24 金银花双豆茶

【原料】金银花 9 克，绿豆、赤豆各 20 克，白糖适量。

【制作】先将金银花、绿豆、赤豆洗净，一同放入砂锅中，加入清水适量，先用大火烧开，再转用小火煮至豆子熟烂，加白糖调味即成。

【用法】代茶，频频饮用。每日 1 剂，当日饮完。

【功效】解表扶正，清热解毒。适用于热毒血热型白细胞减少症，对于粒细胞缺乏合并急性感染之初期者也适用。

25 金银花板蓝根茶

【原料】金银花 30 克，板蓝根 20 克，白糖适量。

【制作】将金银花和板蓝根洗净除杂，加水适量，煎煮 30 分钟，取汁调入白糖即成。

【用法】代茶，频频饮用。每日 1 剂，当日饮完。

【功效】解表扶正，清热解毒。适用于热毒血热型白细胞减少症，对于粒细胞缺乏合并急性感染之初期者也适用。

26 银翘茶

【原料】金银花、连翘、大青根、芦根各15克，甘草3克。

【制作】将金银花、连翘、大青根、芦根、甘草洗净，一同放入砂锅中，加入清水适量，煎煮30分钟，取汁调入白糖即成。

【用法】代茶，频频饮用。每日1剂，当日饮完。

【功效】解表扶正，清热解毒。适用于热毒血热型白细胞减少症，对于粒细胞缺乏合并急性感染之初期者也适用。

（三）血小板减少性紫癜

血小板减少性紫癜是指血小板检查其计数低于100×10^{9}/升（10万/毫米^{3}），皮肤和黏膜出现瘀点、瘀斑，或内脏出血的血液疾病。患者饮食宜选用高蛋白食物，如牛奶、瘦肉、蛋类、鱼类等。紫癜属血热者宜选用性偏寒凉的蔬菜、水果，如荸荠、莲藕、荠菜、马兰头、黑木耳、梨等；久病气虚者宜选用补气摄血或滋阴止血类的食物，如红枣、龙眼、山药、花生米、枸杞子、核桃仁、黑豆、藕节，还可选用黄芪、党参、阿胶、龟板胶等制成的药茶。忌烟、酒，忌食油腻食物及可能引起过敏反应的食物。

1 黑木耳花生衣红糖茶

【原料】黑木耳、红糖各30克，花生衣20克。

【制作】将黑木耳、花生衣分别用冷水泡发，清洗干净，放入砂锅，加水适量，先用大火煮沸，再用小火煨炖30分钟，待黑木耳煨炖至酥烂时，调入红糖，再煮至沸，红糖完全溶化即成。

【用法】代茶，频频饮用。每日1剂，当日饮完。

【功效】养阴补血，补肾温脾。适用于各种类型贫血，对中老年气血两亏、脾气虚弱型贫血患者尤为适宜。

② 生地丹皮藕节茶

【原料】生地 30 克，丹皮炭 10 克，鲜藕节 100 克，白糖 20 克。

【制作】将生地、丹皮炭、鲜藕节洗净，入锅，加适量水，蒸煮两次，每次 30 分钟，合并滤汁，趁热加入白糖，待糖溶化即成。

【用法】代茶，频频饮用。每日 1 剂，当日饮完。

【功效】清热凉血，增加血小板数量。适用于热盛迫血型血小板减少性紫癜，症见皮肤出现瘀点或瘀斑，斑色鲜红，常伴有鼻出血、牙龈出血、吐血、尿血、便血，或伴有心烦、口渴、小便黄、大便秘结，或有发热，或见腹痛，舌质红、苔薄黄，脉弦而快。

③ 地榆炭花生衣茶

【原料】地榆炭 60 克，花生衣、蜂蜜各 30 克。

【制作】将地榆洗净，晒干或烘干，切成薄片，放入铁锅，焙炒成炭(亦可从中药店购买)，与花生衣一同放入砂锅，加水适量，煎煮 30 分钟，用洁净纱布过滤，滤汁放入杯中，调入蜂蜜，拌匀即成。

【用法】代茶，频频饮用。每日 1 剂，当日饮完。

【功效】清热凉血，增加血小板数量。适用于热盛迫血型血小板减少性紫癜。

④ 茅根马兰头甘蔗茶

【原料】新鲜白茅根 100 克，马兰头 60 克，甘蔗 300 克。

【制作】将新鲜白茅根、马兰头拣去杂质，洗净，晾干，切成碎小段，备用。将甘蔗连皮洗净，切成 3 厘米长的段，每段分劈成 8 片，与白茅根、马兰头同放入砂锅中，加水煎煮两次，每次 30 分钟，合并两次滤汁，拌和均匀即成。

【用法】代茶，频频饮用。每日 1 剂，当日饮完。

【功效】清热凉血，增加血小板数量。适用于热盛迫血型血小板减少性紫癜。

5 阿胶四汁茶

【原料】阿胶20克，鲜藕150克，鲜生地30克，鲜旱莲草60克，鲜小蓟30克，白糖20克。

【制作】先将阿胶打碎，加黄酒泡两个小时，隔水蒸化备用。将余下四味药洗净，切碎，压榨取汁，加入白糖、阿胶，搅匀即成。

【用法】代茶，频频饮用。每日1剂，当日饮完。

【功效】清热凉血，增加血小板数量。适用于热盛迫血型血小板减少性紫癜。

6 仙鹤草水牛角茶

【原料】仙鹤草30克，水牛角50克，白茅根30克，蜂蜜20克。

【制作】将水牛角刨碎，与仙鹤草、白茅根同放入锅中，加水适量，煎煮两次，每次30分钟，合并滤汁，加入蜂蜜，搅匀即成。

【用法】代茶，频频饮用。每日1剂，当日饮完。

【功效】清热凉血，增加血小板数量。适用于热盛迫血型血小板减少性紫癜。

7 枸杞紫珠蜜茶

【原料】枸杞子20克，紫珠、仙鹤草、蜂蜜各30克。

【制作】将紫珠晒干，撕碎。将仙鹤草洗净，晒干，切段，与枸杞子、紫珠同放入锅中，加水适量，用小火煎煮30分钟，去渣取汁约300毫升，加入蜂蜜，搅匀即成。

【用法】代茶，频频饮用。每日1剂，当日饮完。

【功效】滋阴清热，凉血止血。适用于阴虚内热型血小板减少性紫癜、出血时间延长、凝血酶原时间延长，症见紫癜较多，颜色鲜红，病程较长，时发时止，常有流鼻血、牙龈出血，或伴有午后潮热，手足心热，心烦不宁，口干口渴，心慌盗汗，头晕耳鸣，神疲乏力，舌质红、少苔、质干，脉细而快。

⑧ 生地黄芩蜜茶

【原料】生地黄 20 克，黄芩 10 克，苎麻根 50 克，蜂蜜 20 克。

【制作】将生地黄、黄芩、苎麻根分别拣去杂质，洗净，晾干或晒干，切成片或切碎，同放入砂锅中，加水适量，浸泡片刻后，中火煎煮 30 分钟，用洁净纱布过滤，取滤汁放入容器，待其温热时，调入蜂蜜，拌和均匀即成。

【用法】代茶，频频饮用。每日 1 剂，当日饮完。

【功效】滋阴清热，凉血止血。适用于阴虚内热型血小板减少性紫癜。

⑨ 二胶蒲黄茶

【原料】阿胶 20 克，龟板胶 15 克，炒蒲黄粉 10 克。

【制作】将阿胶、龟板胶同放入锅中，加水适量，烊化后加入炒蒲黄粉，搅匀即成。

【用法】代茶，频频饮用。每日 1 剂，当日饮完。

【功效】滋阴清热，凉血止血。适用于阴虚内热型血小板减少性紫癜。

⑩ 白茅根藕节茶

【原料】鲜白茅根、鲜藕节各 60 克。

【制作】将鲜白茅根洗净，切段。将鲜藕切下藕节，洗净，切片，与鲜白茅根同放入锅中，加水适量，煎煮 30 分钟，去渣取汁。

【用法】代茶，频频饮用。每日 1 剂，当日饮完。

【功效】滋阴清热，凉血止血。适用于阴虚内热型血小板减少性紫癜、凝血时间延长。

⑪ 连衣花生阿胶红枣茶

【原料】连衣花生 30 克，红枣 15 枚，阿胶 10 克。

【制作】将连衣花生拣去杂质，洗净，与红枣同放入砂锅中，加水适量，大火煮沸，改用小火煨煮 1 小时。将阿胶洗净，另入锅，加水煮沸，待阿胶完全烊化，调入煨煮连衣花生的砂锅中，拌匀，煨煮至花生熟烂即成。

【用法】代茶，频频饮用，每份可连续冲泡3～5次。每日1剂，当日饮完，最后嚼食花生、红枣。

【功效】健脾益气，摄血养血。适用于气不摄血型血小板减少性紫癜，症见紫癜反复发作，久病不愈，瘀斑颜色淡紫，常流鼻血，牙龈出血，面色苍白，口唇色淡，神疲乏力，饮食不香，舌质淡、舌体胖，脉细无力，也适宜气血两虚型贫血。

⑫ 人参阿胶红枣茶

【原料】吉林参3克，阿胶15克，红枣15枚。

【制作】将吉林参晒干或烘干，研成细末，备用。将阿胶敲碎，放入砂锅中，加水适量，用小火煨煮烊化，搅拌均匀后，放入洗净的红枣，继续用小火煨煮30分钟，调入人参细末，混合均匀即成。

【用法】代茶，频频饮用，每份可连续冲泡3～5次。每日1剂，当日饮完，最后嚼食红枣。

【功效】益气摄血，养血健脾。适用于气不摄血型血小板减少性紫癜，也适宜气血两虚型贫血。

⑬ 红枣茶

【原料】红枣6枚，绿茶3克。

【制作】先将红枣洗净，晾干或晒干，与绿茶同放入杯中，用沸水冲泡，加盖闷15分钟即可饮用。

【用法】代茶，频频饮用。每日1剂，当日饮完，最后嚼食红枣。

【功效】益气摄血，养血安神。适用于气不摄血型血小板减少性紫癜，对各种类型血小板减少性紫癜也适宜。

⑭ 仙鹤草茶

【原料】仙鹤草 30 克，红枣 15 枚。

【制作】将仙鹤草及红枣分别拣去杂质，洗净，将仙鹤草切成段、红枣切碎，同放入砂锅中，加水适量，中火煎煮 30 分钟，过滤取汁即成。

【用法】代茶，频频饮用。每日 1 剂，当日饮完。

【功效】益气健脾，摄血止血。适用于气不摄血型血小板减少性紫癜，也可用于气血两虚型血小板减少性紫癜。

⑮ 水牛角赤芍红花茶

【原料】水牛角粉 4 克，赤芍 15 克，红花 10 克，红糖 20 克。

【制作】将赤芍、红花洗净后入锅，加水适量，煎煮 30 分钟，去渣取汁，加入红糖，待红糖溶化后调入水牛角粉即成。

【用法】代茶，频频饮用。每日 1 剂，当日饮完。

【功效】活血化瘀，凉血消斑。适用于瘀血阻络型血小板减少性紫癜，症见瘀斑色紫深黯，面色黧黑，妇女月经量多、色紫有血块，头发枯黄无光泽，或伴有胸闷胁痛，下腹部胀痛，妇女可见痛经，舌质紫暗，或见瘀点、瘀斑，脉弦或涩。

⑯ 生藕红花丹参茶

【原料】生藕 150 克，红花 10 克，丹参 15 克。

【制作】将生藕洗净，切片备用。将红花、丹参洗净后装入纱布袋，扎紧袋口，与生藕片同放入锅中，加水适量，用中火煎煮 30 分钟，去药袋即成。

【用法】代茶，频频饮用。每日 1 剂，当日饮完。

【功效】活血化瘀，凉血消斑。适用于瘀血阻络型血小板减少性紫癜。

五、泌尿系统疾病食疗药茶

(一)尿路感染

尿路感染是指肾盂、输尿管或膀胱、尿道因病原体迅速繁殖而导致的疾病,有急、慢性之分。患病后,患者宜多饮水,多吃富含维生素C、胡萝卜素的新鲜蔬菜和水果,宜选食荠菜、蒲公英、马兰头、萝卜、茼蒿、芹菜、鱼腥草、冬瓜、西瓜、薏苡仁、绿豆等具有清热解毒、利尿通淋的食物。忌食羊肉、狗肉、辣椒、肉桂、干姜等温热、辛辣的刺激性食物。

① 双花茶

【原料】金银花10克,白菊花5克,冰糖10克。

【制作】将金银花、白菊花分别拣去杂质,洗净,同放入砂锅中,加适量水,大火煮沸,改用小火煎煮15分钟,用洁净纱布过滤,去渣,取汁回入砂锅,继续用小火煨煮,加入冰糖,搅匀溶化即成。

【用法】代茶,频频饮用。每日1剂,当日饮完。

【功效】清热解毒,利水消肿。适用于泌尿系感染初期,症见发热、口渴、小便不利或尿频、尿急等。

② 鲜白茅根茶

【原料】鲜白茅根、鲜玉米须各 50 克。

【制作】将鲜白茅根、鲜玉米须分别择洗干净,切成碎小段,同放入砂锅中,加水适量,大火煮沸后,改用小火煎煮 15 分钟,用洁净纱布过滤,去渣取汁即成。

【用法】代茶,频频饮用。每日 1 剂,当日饮完。

【功效】清热利尿,平肝降压,凉血止血。适用于尿路感染,症见颜面水肿,恶寒发热,小便不利等。

③ 三仙茶

【原料】鲜生地、鲜藕、蜂蜜各 250 克,梨 2 个。

【制作】鲜生地、鲜藕、梨分别洗净,切碎,并剁成糊状,用双层洁净纱布包裹,绞压取汁,盛入大蒸碗内,调入蜂蜜,拌和均匀,入笼屉,大火蒸 5 分钟即成。待凉,贮存备用。

【用法】代茶,频频饮用。每日 1 剂,当日饮完。

【功效】滋补肝肾,凉血止血。适用于尿路感染恢复期,症见少尿、血尿、蛋白尿等。

④ 荔枝草速溶茶

【原料】荔枝草颗粒剂 2 袋(含生药 20 克),车前草颗粒剂 1 袋(含生药 15 克),白茅根颗粒剂 2 袋(含生药 30 克),熟大黄颗粒剂 1 袋(含生药 6 克),瞿麦颗粒剂 1 袋(含生药 10 克),炙甘草 1 袋(含生药 3 克)。

【制作】将以上药物颗粒剂放入杯中,用沸水冲泡,待颗粒充分溶化即成。

【用法】代茶,频频饮用。每日 1 剂,当日饮完。

【功效】滋补肝肾,凉血止血。适用于尿路感染恢复期,症见少尿、血尿、蛋白尿等。

(二)慢性肾小球肾炎

慢性肾小球肾炎是由多种原因引起的,主要发生于肾小球的肾脏疾病,以免疫炎症为主,可原发或继发于其他疾病,病程超过1年,尿检常可见红细胞及蛋白尿,多数患者有不同程度的高血压及肾功能损害。患者饮食宜低盐或忌盐,食物宜清淡、易消化,可在饮食中适量增加鲜鱼、牛奶、鸡蛋等蛋白质含量丰富的食物以及新鲜蔬菜和水果。忌食鹅、公鸡、猪头肉、黄鱼、虾、蟹等发物及辛辣刺激性食物。

① 翠衣香蕉皮茶

【原料】西瓜皮(鲜品)、香蕉皮(连柄)各100克,冰糖10克。

【制作】西瓜皮鲜品洗净,切成1厘米见方的小块,连柄香蕉皮洗净,切碎后,与西瓜皮小块同放入砂锅中,加适量水,大火煮沸,改用小火煎煮20分钟,用洁净纱布过滤,去渣,收取滤汁回入砂锅,继续用小火煨煮,加入冰糖,待其溶化,拌匀即成。

【用法】代茶,频频饮用。每日1剂,当日饮完。

【功效】清热除烦,利尿降压。适用于慢性肾炎伴水肿、小便不利、高血压等。

② 茅根荸荠茶

【原料】鲜白茅根50克,荸荠100克,白糖10克。

【制作】将鲜白茅根、荸荠分别择洗干净,将鲜白茅根切成碎小段、荸荠连皮切成片,同放入砂锅中,加适量水,大火煮沸,改用小火煎煮20分钟,用洁净纱布过滤,去渣取汁盛入容器,调入白糖,拌匀即成。

【用法】代茶,频频饮用。每日1剂,当日饮完。

【功效】清热利尿,解暑止渴。适用于慢性肾炎急性发作及泌尿系统感染等。

❸ 西瓜翠衣决明茶

【原料】西瓜翠衣(干品)、草决明各 10 克。

【制作】将西瓜翠衣(干品)洗净,切碎,与草决明同放入砂锅中,加适量水,大火煮沸后,改用小火煨煮 20 分钟,用洁净纱布过滤,去渣取汁即成。

【用法】代茶,频频饮用。每日 1 剂,当日饮完。

【功效】清肝明目,利水降压。适用于慢性肾炎伴高血压、水肿。

❹ 芹菜根茶

【原料】鲜芹菜根 60 克。

【制作】将鲜芹菜根择洗干净,切成碎末状,放入砂锅中,加适量水,大火煮沸后,改用小火煨煮 15 分钟,用洁净纱布过滤,去渣取汁即成。

【用法】代茶,频频饮用。每日 1 剂,当日饮完。

【功效】平肝清热,祛风利水,降血压,消水肿。适用于慢性肾炎出现水肿、小便不利、血压升高等。

❺ 玉米须茶

【原料】玉米须 30 克(鲜品 60 克)。

【制作】将玉米须择洗干净,切成碎小段,放入纱布袋中,扎口后放入砂锅,加水适量,大火煮沸后,改用小火煨煮 15 分钟,取出玉米须药袋,去渣取汁即成。

【用法】代茶,频频饮用。每日 1 剂,当日饮完。

【功效】利水消肿,平肝降压。适用于慢性肾炎出现水肿、高血压等。

❻ 白茅根茶

【原料】鲜白茅根、鲜玉米须各 50 克。

【制作】将鲜白茅根、鲜玉米须分别择洗干净,切成碎小段,同放入砂锅中,加水适量，大火煮沸后，改用小火煎煮 15 分钟，用洁净纱布过滤，去渣取汁即成。

【用法】代茶，频频饮用。每日 1 剂，当日饮完。

【功效】清热利尿，平肝降压，凉血止血。适用于慢性肾炎，症见颜面水肿，血尿，小便不利等。

7 芪术桂附速溶茶

【原料】生黄芪颗粒剂 2 袋（含生药 20 克），白术颗粒剂 1 袋（含生药 10 克），防风颗粒剂 1 袋（含生药 6 克），山花颗粒剂 1 袋（含生药 10 克），桂枝颗粒剂 1 袋（含生药 6 克），熟附片颗粒剂 1 袋（含生药 3 克），熟地黄颗粒剂 1 袋（含生药 10 克），茯苓颗粒剂 1 袋（含生药 10 克）。

【制作】将以上药物颗粒剂放入杯中，用沸水冲泡，待颗粒充分溶化即成。

【用法】代茶，频频饮用。每日 1 剂，当日饮完。

【功效】补益肺肾。适用于肺肾气虚型慢性肾炎，症见面浮肢肿，少气乏力，腰酸痛，易感冒，苔白脉细。

8 姜朴二皮速溶茶

【原料】干姜颗粒剂 1 袋（含生药 6 克），厚朴颗粒剂 1 袋（含生药 3 克），白术颗粒剂 1 袋（含生药 10 克），大腹皮熟颗粒剂 1 袋（含生药 10 克），冬瓜皮颗粒剂 2 袋（含生药 20 克），熟附片颗粒剂 1 袋（含生药 3 克），车前子颗粒剂 1 袋（含生药 15 克），益母草颗粒剂 1 袋（含生药品 5 克）。

【制作】将以上药物颗粒剂放入杯中，用沸水冲泡，待颗粒充分溶化即成。

【用法】代茶，频频饮用。每日 1 剂，当日饮完。

【功效】温补脾肾。适用于脾肾阳虚型慢性肾炎，症见水肿较甚，畏寒肢冷，舌胖淡，脉沉细无力。

⑨ 杞菊地黄速溶茶

【原料】枸杞子颗粒剂 2 袋(含生药 20 克),菊花颗粒剂 1 袋(含生药 6 克),生熟地黄颗粒剂各 1 袋(各含生药 10 克),山药颗粒剂 1 袋(含生药 10 克),茯苓颗粒剂 1 袋(含生药 10 克),泽泻颗粒剂 1 袋(含生药 10 克)。

【制作】将以上药物颗粒剂放入杯中,用沸水冲泡,待颗粒充分溶化即成。

【用法】代茶,频频饮用。每日 1 剂,当日饮完。

【功效】滋补肝肾。适用于肝肾阴虚型慢性肾炎,症见头晕耳鸣,视物不清,腰酸腿软,舌红,脉弦数。

⑩ 六珍益阳茶

【原料】肉桂、覆盆子、炒薏苡仁、芡实、干姜、茯苓等。

【制作】将以上药食两用之品洗净,烘干研成粗末,装入绵纸袋中,每袋 5 克即成。

【用法】代茶,频频饮用,每袋可连续冲泡 3～5 次。每日 1～2 袋,当日饮完。

【功效】温阳补肾,固精益神,温煦四肢,强腰健体。常饮可治疗慢性肾小球肾炎,经常头昏眼花耳鸣,腰膝酸软,手脚怕冷,夜尿频多,性功能减退。

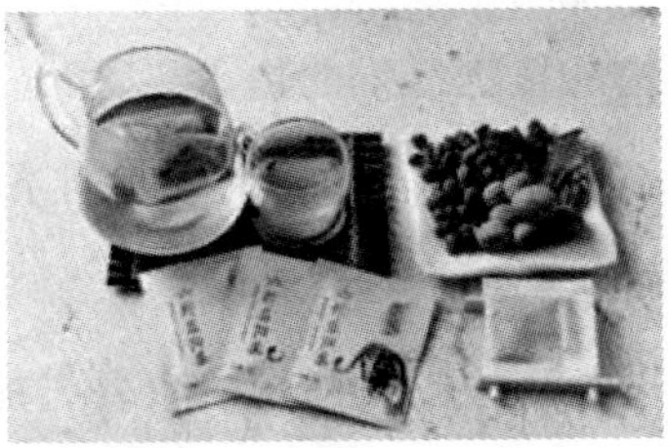

六、内分泌代谢疾病食疗药茶

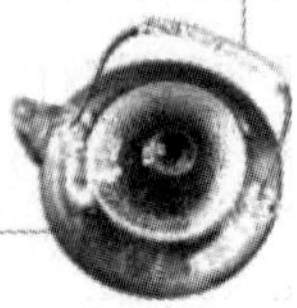

（一）糖尿病

糖尿病是一种以糖代谢失常为主要特征的常见内分泌代谢疾病。患者饮食应控制蛋白质、脂肪、糖的总摄入量，适当选用粗粮、豆制品和新鲜蔬菜，增加植物纤维的摄入量，可选用黄芪、党参、人参、地黄、萸肉、山药、天花粉、石斛、玉竹等药材制成的药茶，膳食中可选用麦麸、荞麦、粟米、魔芋、山药、蚕蛹、玉米须、西瓜皮、冬瓜、绿豆、苦瓜、香菇、甘薯叶、黄鳝、泥鳅、猪胰等具有降糖作用的食品。忌食各种糖类食品、糕点、蜂蜜、动物脂肪及含糖量较高的水果；忌酒。

① 苦瓜绿茶

【原料】新鲜苦瓜 1 个，绿茶 50 克。

【制作】将鲜苦瓜在上端 1/3 处截断，去籽，纳入绿茶后，用竹签插合，并以细线扎紧，挂通风处阴干。苦瓜阴干后，外部用洁净纱布蘸温开水擦净，连同绿茶切碎，混合均匀。每次取 10 克，放入有盖杯中，用沸水冲泡，加盖闷 30 分钟后即成。

【用法】代茶，频频饮用，可连续冲泡3～5次。每日1剂，当日饮完。

【功效】清热利尿，明目减肥，降血糖。适用于各型糖尿病，对青少年、中老年糖尿病合并肥胖症、视网膜病、皮肤病者尤为适宜。

② 冬瓜皮玉米须茶

【原料】冬瓜皮、西瓜皮各100克，玉米须40克，赤小豆30克。

【制作】将冬瓜皮、西瓜皮洗净，切片后一同放入碗中，备用。将玉米须漂洗后，盛入碗中，待用。将赤小豆淘洗干净，放入砂锅中，加适量水，大火煮沸后改用小火煨煮30分钟，待赤小豆熟烂，加玉米须、冬瓜皮和西瓜皮片，继续煨煮20分钟，待赤小豆酥烂，用洁净纱布过滤，取滤汁放入大杯中即成。

【用法】代茶，频频饮用。每日1剂，当日饮完。

【功效】清热利水，生津止渴，降血糖。适用于各型糖尿病。

③ 山药枸杞子茶

【原料】淮山药50克，枸杞子30克。

【制作】将淮山药、枸杞子洗净，晒干或烘干，研成粗末，放入砂锅，放适量清水，大火煮沸后，改用小火煨煮30分钟，过滤取汁，合并两次滤汁，小火煮沸即成。

【用法】代茶，频频饮用。每日1剂，当日饮完，最后嚼食枸杞子。

【功效】补阴生津，降血糖。适用于各型糖尿病。

④ 西洋参毛豆浆茶

【原料】新鲜毛豆米100克，西洋参粉2克，清水450毫升。

【制作】将新鲜毛豆米用清水漂洗净（毛豆米外附着的软纤维衣勿弃去），加适量清水（取一半量），用搅拌机打成汁状。将余下的清水注入锅中，用大火煮沸，倒入豆汁，继续用大火烧煮至沸，然后用洁净纱布过滤，取滤液入锅，用小火煮沸5分钟，离火，调入西洋参粉，晾凉即成。

【用法】代茶，频频饮用。每日1剂，当日饮完。

【功效】生津润燥，补虚健脾，降血糖。适用于各型糖尿病。

5 二仁茶

【原料】松子仁、冬瓜仁各100克，陈粟米500克，芝麻、粳米、黄豆、赤小豆、绿豆、粗茶、核桃仁各250克，莜麦面1500克。

【制作】将陈粟米、粳米、黄豆、赤小豆、绿豆炒熟，与拣净的粗茶、芝麻混合均匀，共研为细粉。将莜麦面炒熟，与上述细粉混匀，入罐贮存，备用。服用时每次取3匙炒粉、1匙松子仁糊，同放入杯中，用沸水冲泡，加盖闷15分钟即成。

【用法】代茶，频频饮用。每日1剂，当日饮完。

【功效】滋补肝肾，健脾和血，润燥降糖。适用于各型糖尿病，对2型糖尿病患者尤为适宜。

6 山药天花粉茶

【原料】山药100克，天花粉100克。

【制作】将山药、天花粉分别洗净，晒干或烘干，研成细末，混合均匀，瓶装，密封，贮存备用。每日取30克，放入砂锅中，加适量清水，中火煎煮20分钟，取汁即成。

【用法】代茶，频频饮用。每日1剂，当日饮完。

【功效】补气健脾，清热生津，降血糖。适用于各型糖尿病。

7 黄精玉竹茶

【原料】黄精20克，玉竹20克。

【制作】将黄精、玉竹洗净，晒干，切片，放入砂锅中，加水煎成稠汁约300毫升即成。

【用法】代茶，频频饮用。每日 1 剂，当日饮完。

【功效】益气养肺，生津降糖。适用于燥热伤肺型糖尿病，症见血糖升高，烦渴多饮，口干咽燥，多食易饥，小便量多，大便干结，舌质红、苔薄黄，脉数。

8 三冬消渴茶

【原料】冬瓜 500 克，麦冬 15 克，天门冬 15 克。

【制作】将麦冬、天门冬分别洗净，切成片，备用。冬瓜洗净，分别将冬瓜肉、冬瓜皮、冬瓜瓤盛入碗中，备用。将冬瓜肉和瓤放入搅拌机中，快速打成浆汁。将冬瓜皮切成细丝，与冬瓜子同放入砂锅中，加适量水，大火煮沸后加麦冬、天门冬片，改用小火煨煮 40 分钟，过滤取煎汁，去渣后回入砂锅，加适量水，煮沸，调入冬瓜浆汁，小火煨煮至沸即成。

【用法】代茶，频频饮用。每日 1 剂，当日饮完。

【功效】清热除烦，生津止渴，降血糖。适用于燥热伤肺、胃燥津伤型糖尿病。

9 沙参二冬茶

【原料】沙参、天冬、麦冬各 15 克，天花粉 20 克，知母、玄参各 12 克，葛根、石斛各 9 克，普洱茶 30 克。

【制作】将以上药物洗净，装入纱布袋内，与茶叶同放入茶壶内，加水 1000 毫升。把茶壶置大火上烧沸，改用小火蒸煮 15 分钟，滗出汁液，再加入清水 600 毫升，煎煮 10 分钟，滗出汁液，合并两次煎液，用纱布过滤即成。

【用法】代茶，频频饮用。每日 1 剂，当日饮完。

【功效】滋阴润肺，清热生津。适用于燥热伤肺型糖尿病。

10 麦冬乌梅茶

【原料】麦冬 15 克，乌梅 6 枚。

【制作】将麦冬、乌梅分别洗净，将麦冬切碎后与乌梅同放入砂锅中，加足量水，中火煎煮 20 分钟，过滤，取煎液约 2000 毫升即成。

【用法】代茶，频频饮用。每日 1 剂，当日饮完。

【功效】生津止渴，养阴降糖。适用于燥热伤肺型糖尿病。

⑪ 葛根芹菜茶

【原料】葛根 15 克，芹菜 200 克，天花粉、麦冬各 10 克。

【制作】将葛根、麦冬分别洗净，晒干或烘干，共研成粗末，与天花粉混合均匀后，一分为二，装入绵纸袋中，挂线封口，备用。将芹菜的根、茎、叶洗净后切碎，放入砂锅中，加适量(约 2500 毫升)清水，大火煮沸后改用小火煨煮 30 分钟，用洁净纱布过滤，收取汁液，一分为二，装入瓶中即成。

【用法】代茶，频频饮用。每日 1 剂，当日饮完。

【功效】清热除烦，生津止渴，降血糖。适用于胃燥津伤型糖尿病，症见血糖升高，多食易饥，大便秘结，口干欲饮，形体消瘦，舌红苔黄，脉滑有力。以食欲亢进、食量增加为主要症状，对糖尿病伴发高血压患者尤为适宜。

⑫ 麦冬黄连茶

【原料】麦冬 15 克，黄连 2 克。

【制作】将麦冬、黄连洗净后切成薄片，放入有盖杯中，用沸水冲泡，加盖闷 15 分钟即成。

【用法】代茶，频频饮服，可连续冲泡 3～5 次。每日 1 剂，当日饮完。

【功效】滋阴生津，清热润燥，降血糖。适用于胃燥津伤型糖尿病。

⑬ 柚子乌龙茶

【原料】柚子 6 克，乌龙茶 30 克。

【制作】在柚子收获季节摘取新鲜柚子，将柚子肉切成小块，晒干或烘干，与乌龙茶拌匀，每次取用5克，用沸水冲泡，加盖闷15分钟即成。

【用法】代茶，频频饮服，可连续冲泡3～5次。每日1剂，当日饮完。

【功效】清胃除烦，生津止渴。适用于胃燥津伤型糖尿病。

⑭ 白扁豆花粉茶

【原料】白扁豆30克，天花粉、黄芪各20克。

【制作】先将白扁豆、天花粉、黄芪分别洗净，晒干或烘干，再将白扁豆放入锅中，微火炒至焦黄，敲碎后与天花粉、黄芪共研成细末，一分为二，装入绵纸袋中，挂线封口，即成。

【用法】代茶，频频饮服，可连续冲泡3～5次。每日1剂，当日饮完。

【功效】健脾和胃，益气养阴，降血糖。适用于胃燥津伤型糖尿病。

⑮ 石斛生地茶

【原料】石斛、天冬、女贞子、茵陈、生杷叶各9克，生地黄、熟地黄、麦冬、沙参各10克，炒黄芩6克，炒枳实3克，西瓜汁100毫升。

【制作】把以上药物用纱布袋装好，扎紧口，放入锅内，加水800毫升，煎煮两次，每次20分钟，合并煎液，过滤，去渣取汁。将西瓜挖出瓤，用纱布绞出汁液，把药汁与西瓜汁混匀即成。

【用法】代茶，频频饮用。每日1剂，当日饮完。

【功效】清胃养阴，止渴通便。适用于胃燥津伤型糖尿病。

⑯ 石斛苦瓜茶

【原料】鲜苦瓜1条，石斛10克，绿茶2克。

【制作】将鲜苦瓜上端切开，去瓤，装入绿茶，把苦瓜挂于通风处，阴干后，将外部洗净，擦干，连同绿茶切碎，与石斛混匀即成。

【用法】代茶，频频饮服，可连续冲泡3～5次。每日1剂，当日饮完。

【功效】养阴清胃，降低血糖。适用于胃燥津伤型糖尿病。

⑰ 知母花粉五味茶

【原料】知母、天花粉各 10 克，五味子 5 克，黄芪 20 克。

【制作】将知母、天花粉、五味子、黄芪分别洗净，晒干或烘干，共研成粗末，装入绵纸袋中(每袋 22.5 克)，挂线封口，即成。

【用法】代茶，频频饮服，可连续冲泡 3～5 次。每日 1 剂，当日饮完。

【功效】清热养阴，益气生津，降血糖。适用于胃燥津伤型糖尿病。

⑱ 麦冬生地消渴茶

【原料】麦冬 10 克，生地黄 10 克，黄连 2 克。

【制作】将麦冬、生地黄分别洗净，切成片，与黄连同放入大茶杯中，用开水冲泡，加盖闷 20 分钟即成。

【用法】代茶，频频饮服，可连续冲泡 3～5 次。每日 1 剂，当日饮完。

【功效】清热除烦，消渴降糖。适用于胃燥津伤、燥热伤肺型糖尿病。

⑲ 生地石膏茶

【原料】生地黄 30 克，石膏 60 克，冰糖 10 克。

【制作】将生地黄、石膏放入锅中，加水煎煮 40 分钟，去渣取汁，加入冰糖，搅匀即成。

【用法】代茶，频频饮用。每日 1 剂，当日饮完。

【功效】滋阴生津，清热润燥。适用于阴虚燥热型糖尿病，症见烦渴多饮，多食易饥。

⑳ 芪麦生地消渴茶

【原料】黄芪、麦冬各 15 克，生地黄、玉竹各 10 克。

【制作】将黄芪、麦冬、生地黄、玉竹分别洗净，晒干或烘干，共研成细末，一分为二，装入绵纸袋中，挂线封口，即成。

【用法】代茶，频频饮服，可连续冲泡3～5次。每日1剂，当日饮完。

【功效】益气养阴，生津止渴，降血糖。适用于肾阴亏虚型糖尿病。

㉑ 山药茶

【原料】山药250克。

【制作】将山药洗净，放入锅中，加水适量，煎煮30分钟，去渣取汁即成。

【用法】代茶，频频饮用。每日1剂，当日饮完。

【功效】滋补脾肾，养阴润燥。适用于肾阴亏虚型糖尿病。

㉒ 人参玉竹茶

【原料】生晒参1克，玉竹、麦冬各15克。

【制作】将生晒参洗净，晒干或烘干，研成细末。将玉竹、麦冬分别洗净，晒干或烘干，共研成细末，与人参粉混合均匀，一分为二，装入绵纸袋中，挂线封口，即成。

【用法】代茶，频频饮服，可连续冲泡3～5次。每日1剂，当日饮完。

【功效】滋阴益胃，生津止渴，降血糖。适用于阴阳两虚型糖尿病，症见血糖升高，尿频，饮多少尿，尿浑如脂膏，头晕目眩，视物模糊，面色黑，卫轮枯黑，腰膝酸软，消瘦明显，阳痿或月经不调，畏寒面浮，舌淡苔薄，脉沉细无力。对中老年长期劳损过甚、形体羸瘦者尤为适宜。

㉓ 洋参花粉消渴茶

【原料】西洋参2克，黄芪20克，天花粉、五味子各10克。

【制作】先将西洋参洗净，晒干或烘干，研成细末，备用。再将黄芪、天花粉、五味子洗净后，晒干或烘干，共研成细末，与西洋参细末充分混合均匀，一分为二，装入绵纸袋中，挂线封口，即成。

【用法】代茶，频频饮服，可连续冲泡3～5次。每日1剂，当日饮完。

【功效】益气生津，止渴降糖。适用于阴阳两虚型糖尿病，对中老年气阴亏损，津液耗损所致糖尿病者尤为适宜。

24 洋参生麦茶

【原料】西洋参2克，生地黄20克，麦冬15克。

【制作】先将西洋参洗净，晒干或烘干，研成细末，备用。将生地黄、麦冬洗净，晒干或烘干，研成细末，与西洋参细末充分混合均匀，一分为二，装入绵纸袋中，挂线封口，即成。

【用法】代茶，频频饮服，可连续冲泡3～5次。每日1剂，当日饮完。

【功效】益气养阴，生津止渴，降血糖。适用于阴阳两虚型糖尿病，对中老年气阴不足，津液耗损所致糖尿病者尤为适宜。

25 黄精玉竹绿茶

【原料】黄精、玉竹各20克，绿茶3克。

【制作】将黄精、玉竹洗净，晒干，切片，与绿茶一同放入锅中，加水煎成浓汁约300毫升即成。

【用法】代茶，频频饮用。每日1剂，当日饮完。

【功效】益气养阴，生津降糖。适用于气阴两虚型糖尿病。

26 参茯消甘茶

【原料】葛根、山药、茯苓、人参、黄精等。

【制作】将以上药食两用之品洗净，烘干研成粗末，装入绵纸袋中，每袋5克即成。

【用法】代茶，频频饮用，每袋可连续冲泡3～5次。每日1～2袋，当日饮完。

【功效】滋阴健脾，益气补肾，降低血糖。常饮可治疗2型糖尿病及气阴两虚、脾肾亏虚型糖尿病。

（二）单纯性肥胖症

单纯性肥胖症是指体重超过标准体重的20%，其肥胖呈均匀性分布，内分泌功能检查为正常的病症。患者在坚持适当体育锻炼的同时，必须合理节制饮食，控制总热量，不吃糖果和甜食，少食肥甘厚味的食物，可多吃一些能消除饥饿感又不过多增加热量的食物，如竹笋、香菇、草菇、猴头菇、黑木耳、海带、蘑菇、冬瓜、黄瓜、莴苣、萝卜、魔芋、苜蓿、茶叶、兔肉等。带酸味的果品如山楂、话梅、酸梅、杨梅等有助于降脂减肥，还可选用荷叶、赤豆、茯苓、决明子、薏苡仁、葛根、泽泻、丹参、三七、虎杖、绞股蓝、陈皮、大黄、柴胡、何首乌等药材制成的减肥药茶。

① 泽泻乌龙茶

【原料】泽泻30克，乌龙茶5克。

【制作】先将泽泻择洗干净，晒干或烘干，切碎，与乌龙茶拌匀，放入砂锅中，加水适量，浓煎两次，每次30分钟，合并两次滤汁，即成。

【用法】代茶，频频饮用。每日1剂，当日饮完。

【功效】利湿减肥。适用于单纯性肥胖病。

② 减肥降脂茶

【原料】决明子、山楂、麦芽各30克，茶叶5克，荷叶6克。

【制作】先将洗净的决明子、山楂及麦芽置于锅内，加水煎30分钟，然后加入茶叶、洗净的荷叶，煮10分钟，倒出药汁备用，再加水煎取汁液，将两次汁液混匀即成。

【用法】代茶，频频饮用，可连续冲泡3～5次。每日1剂，当日饮完。

【功效】减肥降脂，化瘀平肝。适用于单纯性肥胖病。

③ 乌龙荷叶茶

【原料】乌龙茶5克,荷叶(切丝)60克。

【制作】将乌龙茶、荷叶同放入锅中,加水适量,大火煮沸,改小火煎煮30分钟。

【用法】代茶,频频饮用。每日1剂,当日饮完。

【功效】瘦身减肥,清热解暑。适用于各种单纯性肥胖症,尤其适合夏季饮用。

④ 绞股蓝绿茶

【原料】绞股蓝10克,绿茶2克。

【制作】将绞股蓝烘焙去腥味,研为粗末,与绿茶一同放入茶杯中,用沸水冲泡,加盖闷10分钟即成。

【用法】代茶,频频饮用,可连续冲泡3～5次。每日1剂,当日饮完。

【功效】益气降压,祛脂减肥。适用于各种单纯性肥胖症,对兼有慢性胃火、血脂异常者尤为适宜。

⑤ 山楂绿茶

【原料】山楂30克,绿茶3克。

【制作】将山楂洗净,与绿茶一同放入锅中,加水适量,煎沸5分钟,取汁即成。

【用法】代茶,频频饮用。每日1剂,当日饮完。

【功效】活血化瘀,祛脂减肥。适用于各种单纯性肥胖症,对兼有冠心病、血脂异常者尤为适宜。

⑥ 大黄茶

【原料】绿茶3克,大黄4克。

【制作】将绿茶、大黄放入杯中,加入沸水冲泡,加盖稍闷即成。

【用法】代茶,频频饮用,可连续冲泡3～5次。每日1剂,当日饮完。

【功效】清热泻火,通便减肥。适用于各种单纯性肥胖症,对兼有大便秘结者尤为适宜。

7 首乌山楂乌龙茶

【原料】乌龙茶 5 克，制首乌 30 克，干山楂、冬瓜皮各 20 克。

【制作】将制首乌、冬瓜皮、山楂同时放入锅中，煮至山楂烂熟，滤渣取汁，用其汤汁泡乌龙茶即成。

【用法】代茶，频频饮用。每日 1 剂，当日饮完。

【功效】祛脂减肥，滋补肝肾，活血化瘀。适用于各种单纯性肥胖症，对兼有早衰、眩晕、冠心病者尤为适宜。

8 陈皮山楂乌龙茶

【原料】陈皮 10 克，山楂 30 克，乌龙茶 5 克。

【制作】将陈皮、山楂入锅，加水适量，煎煮 30 分钟，去渣取汁，冲泡乌龙茶，加盖闷 10 分钟即成。

【用法】代茶，频频饮用。每日 1 剂，当日饮完。

【功效】理气活血，降脂减肥。适用于各种单纯性肥胖症，对兼有胃火、冠心病者尤为适宜。

9 减肥降压茶

【原料】绿茶 15 克，陈皮 20 克，茯苓、泽泻、车前子、莱菔子、决明子、藿香、苍术各 30 克，山楂、荷叶各 50 克，六神曲 100 克。

【制作】将以上十一味共研成粗末，加入研成粗粉状的六神曲作为黏合剂，搅拌成颗粒状，用手捏成团，以触之能散为度，并用 2.5 厘米×2.5 厘米的塑料盒制成小方块，低温干燥保存，使含水量减至 3%以下。每次取 1 块放入茶杯中，加入沸水冲泡即成。

【用法】代茶，频频饮用，可连续冲泡 3～5 次。每日 1 剂，当日饮完。

【功效】减肥祛脂，降压化痰。适用于各种单纯性肥胖症，对兼有血脂异常、高血压病者尤为适宜。

⑩ 山楂荷叶减肥茶

【原料】生山楂30克，干荷叶60克，生薏苡仁10克，陈皮5克。

【制作】将洗净的干荷叶、生山楂、生薏苡仁、陈皮研成碎末，再放入杯中，用沸水冲泡，加盖闷20分钟后即可。

【用法】代茶，频频饮用，可连续冲泡3～5次。每日1剂，当日饮完。

【功效】祛脂减肥，活血利水。适用于各种单纯性肥胖症，对兼有高脂血症、冠心病者尤为适宜。

⑪ 山楂消脂茶

【原料】决明子、山楂、麦芽各30克，茶叶5克，荷叶6克。

【制作】将洗净的决明子、山楂及麦芽置于锅内，加水煎30分钟，然后加入茶叶、洗净的荷叶，煎煮10分钟，去渣取汁备用，再加水煎取汁液，将两次汁液混匀即成。

【用法】代茶，频频饮用。每日1剂，当日饮完。

【功效】平肝降压，降脂减肥。适用于各种单纯性肥胖症，对兼有高血压病、高脂血症者尤为适宜。

（三）高脂血症

高脂血症是因体内脂质代谢紊乱，导致血脂(胆固醇、胆固醇脂、甘油三酯等)水平增高，超过正常值范围的一种病症，亦称“高脂蛋白血症”。患者饮食要合理：食量应控制，防止肥胖；膳食宜清淡，以素食为主；注意粗细粮搭配；谷类、干果类、豆类及豆制品均可食用。食用油宜选择豆油、菜籽油、玉米油等精制油，忌吃荤油。高胆固醇、高脂肪食物，如肥肉、动物内脏等应限制食用。忌暴饮暴食；戒烟、酒；食糖及糖类食品应限量进食。高脂血症患者适宜长期进食的降脂食物有牛奶、大豆、绿豆、花生、生姜、蘑菇、黑木耳、麦麸、辣椒、大蒜、洋葱、芹菜、番茄、大白菜、荠菜、海鱼、海带、淡菜、柚、橙、葵花子、天然花粉等。山楂、决明子、绞股蓝、银杏叶、荷叶、三七、菊花、何首乌、人参、黄精、冬虫夏草等药食兼用之品制成的药膳、药茶也可长期饮服。

① 决明子绿茶

【原料】决明子 30 克。

【制作】将决明子拣杂，洗净，晒干或烘干，敲碎，放入杯中，用沸水冲泡，加盖闷 15 分钟，即成。

【用法】代茶，频频饮用，可连续冲泡 3～5 次。每日 1 剂，当日饮完。

【功效】清肝明目，降脂降压。适用于各种类型的高脂血症。

② 三子降脂茶

【原料】枸杞子、决明子、沙苑子各 30 克。

【制作】将决明子、沙苑子洗净，决明子敲碎，与沙苑子同放入纱布袋中，扎口，备用。再将枸杞子拣杂、洗净后，与药袋同放入砂锅，加水浓煎两次，每次 30 分钟，合并两次煎汁，拌匀，除去药袋即成。

【用法】代茶，频频饮用。每日 1 剂，当日饮完，最后嚼食枸杞子。

【功效】平肝益肾，降低血脂。适用于各种类型的高脂血症。

③ 绞股蓝银杏叶茶

【原料】绞股蓝、银杏叶各 10 克。

【制作】将绞股蓝、银杏叶分别洗净，晒干或烘干，共研成粗末，一分为二，装入绵纸袋中，封口挂线，即成。

【用法】代茶，频频饮用，可连续冲泡 3～5 次。每日 1 剂，当日饮完。

【功效】清热化痰，益气降浊，降血脂。适用于各种类型的高脂血症。

4 大黄蜂蜜茶

【原料】制大黄 2 克，蜂蜜 20 克。

【制作】将制大黄洗净，晒干或烘干，研成细末，放入茶杯中，沸水冲泡，加盖闷 10 分钟，调入蜂蜜即成。

【用法】代茶，频频饮用，可连续冲泡 3～5 次。每日 1 剂，当日饮完。

【功效】清热泻火，止血活血，祛瘀降脂。适用于各种类型的高脂血症。

5 苦瓜绿茶

【原料】新鲜苦瓜 1 个，绿茶 50 克。

【制法】将鲜苦瓜在上端 1/3 处截断，去籽，纳入茶叶后，用竹签插合，并以细线扎紧，挂通风处阴干。苦瓜阴干后，外部用洁净纱布蘸温开水擦净，连同茶叶切碎，混合均匀。每次取 10 克，放入有盖杯中，用沸水冲泡，加盖闷 30 分钟后即成。

【用法】代茶，频频饮服，可连续冲泡 3～5 次。每日 1 剂，当日饮完。

【功效】清热利尿，明目减肥，降血脂。适用于各型高脂血症，对合并糖尿病、肥胖症、视网膜病、皮肤病者尤为适宜。

6 枸杞子绞股蓝茶

【原料】枸杞子、绞股蓝各 15 克。

【制法】将枸杞子、绞股蓝分别拣杂后洗净，晒干，放入大茶杯中，开水冲泡，加盖闷 15 分钟即可饮用。

【用法】代茶，频频饮用，可连续冲泡 3～5 次。每日 1 剂，当日饮完，最后嚼食枸杞子。

【功效】滋补肝肾，降血脂，降血压。适用于阴虚阳亢、肝肾阴虚型高脂血症，对兼有糖尿病、高血压病者尤为适宜。

7 山楂荷叶茶

【原料】鲜山楂 15 克，荷叶半张。

【制法】将鲜山楂洗净，切碎。将荷叶洗净，切成小方块，与切碎的山楂同放入锅中，加水适量，浓煎两次，每次 20 分钟，合并两次煎液即成。

【用法】代茶，频频饮用。每日 1 剂，当日饮完，最后嚼食山楂。

【功效】降脂祛瘀，解毒抗癌。适用于各型高脂血症，对伴有疰夏、冠心病者尤为适宜。

8 陈皮山楂乌龙茶

【原料】陈皮 10 克，山楂 20 克，乌龙茶 5 克。

【制法】将陈皮、山楂洗净，同放入砂锅中，加水适量，煎煮 30 分钟，去渣取汁冲泡乌龙茶，加盖闷 10 分钟即可。

【用法】代茶，频频饮用。每日 1 剂，当日饮完，最后嚼食山楂。

【功效】化痰降脂，降压减肥。适用于各型高脂血症，对伴有高血压病、单纯性肥胖症者尤为适宜。

9 复方山楂茶

【原料】生山楂 30 克，干荷叶 60 克，生薏苡仁 10 克，陈皮 5 克。

【制法】将洗净的干荷叶、生山楂、生薏苡仁、陈皮研成细末，放入杯中，用沸水冲泡，加盖闷 20 分钟即可。

【用法】代茶，频频饮用，可连续冲泡 3～5 次。每日 1 剂，当日饮完，最后嚼食山楂。

【功效】健脾消食，活血化瘀，降脂减肥。适用于各型高脂血症，对伴有单纯性肥胖症、动脉硬化症、食积不化症者尤为适宜。

⑩ 山楂降脂茶

【原料】决明子、山楂、麦芽各30克，茶叶5克，荷叶6克。

【制法】将洗净的决明子、山楂及麦芽置于锅内，加水煎30分钟，然后加入茶叶、洗净的荷叶，煮10分钟，倒出药汁备用。渣中加水再煎取汁液，将两次汁液混匀即成。

【用法】代茶，频频饮用。每日1剂，当日饮完，最后嚼食山楂。

【功效】平肝降压，消食降脂。适用于各型高脂血症，对伴有脂肪肝、失眠、单纯性肥胖症者尤为适宜。

⑪ 螺旋藻橘皮茶

【原料】钝顶螺旋藻5克，鲜橘皮10克。

【制法】将钝顶螺旋藻拣杂，晒干，备用。将鲜橘皮用清水反复洗净，切成细丝，与螺旋藻同放入杯中，用沸水冲泡，加盖闷15分钟，即成。

【用法】代茶，频频饮用，可连续冲泡3～5次。每日1剂，当日饮完。

【功效】降低血脂，健脾燥湿。适用于各型高脂血症。

⑫ 绞股蓝银杏叶茶

【原料】绞股蓝、银杏叶各10克。

【制法】将绞股蓝、银杏叶分别洗净，晒干或烘干，共研成粗末，一分为二，装入绵纸袋中，封口挂线，即成。

【用法】代茶，频频饮用，可连续冲泡3～5次。每日1剂，当日饮完。

【功效】清热化痰，益气降浊，降血脂。适用于各型高脂血症，对伴有冠心病者尤为适宜。

⑬ 绞股蓝山楂茶

【原料】绞股蓝15克，生山楂30克。

【制法】将绞股蓝、生山楂分别拣杂、洗净，切碎后同放入砂锅中，加水煎煮30分钟，过滤，去渣取汁即成。

【用法】代茶，频频饮用。每日1剂，当日饮完，最后嚼食山楂。

【功效】益气补脾，消食导滞，活血降脂。适用于各型的高脂血症，对伴有冠心病者尤为适宜。

14 降脂减肥茶

【原料】绿茶15克，陈皮20克，茯苓、车前子、莱菔子、决明子各30克，山楂、荷叶各50克，六神曲100克。

【制法】将以上前八味药共研粗末，加入研成粉状的六神曲作为黏合剂，搅拌成颗粒状，用手捏成团，以触之能散为度，放入2.5厘米×2.5厘米的塑料盒中制成小方块，低温干燥，使含水量减至3%以下。每次取1块放入茶杯中，加入沸水冲泡即成。

【用法】代茶，频频饮用，可连续冲泡3～5次。每日1剂，当日饮完。

【功效】降压降脂，减肥利尿。适用于各型高脂血症，对伴有肥胖者尤为适宜。

（四）痛风

痛风是指由于人体嘌呤代谢障碍，血尿酸增高，超过肾脏排泄能力，部分尿酸沉积于耳郭软骨、关节、结缔组织和肾脏所引起的疾病。患者饮食以吃精米、精白面、甘蓝、西红柿、白菜、花菜、芹菜、萝卜、莴苣、洋葱、竹笋、番茄、土豆、百合、胡萝卜、南瓜、黄瓜、桃、杏、梨、香蕉、苹果、柑橘、葡萄、海藻等食物为主。鸡蛋、牛奶、精制油、香肠、火腿、腊肉、鱼肉罐头等食物因含嘌呤少，患者可以适量食用。多饮水。忌食动物内脏、动物血、肉类、凤尾鱼、沙丁鱼、家禽类等高嘌呤食物；少吃海参、海鱼、海带、紫菜、虾、蟹、鱿鱼、墨鱼等水产品；忌辛辣调味品；绝对忌酒。

① 秋水仙茶

【原料】秋水仙鳞茎5克，绿茶2克。

【制作】将秋水仙鳞茎剥成片状，与绿茶同放入有盖杯中，用沸水冲泡，加盖闷10分钟即成。

【用法】代茶，频频饮用，一般可冲泡3～5次。每日1剂，当日饮完。

【功效】清热解毒，止痛利湿。适用于痛风急性发作期，对急性痛风性关节炎尤为适宜。

② 土茯苓速溶茶

【原料】土茯苓颗粒剂3袋(含生药30克)。

【制作】将土茯苓颗粒剂放入杯中，用沸水冲泡，待颗粒充分溶化即成。

【用法】代茶，频频饮用。每日1剂，当日饮完。

【功效】清热解毒，除湿通络。适用于痛风急性发作期，对急性痛风性关节炎尤为适宜，也适用于痛风发作间歇期和慢性期的老年患者。

③ 䗪虫川芎速溶茶

【原料】䗪虫颗粒剂2袋(含生药10克)，川芎颗粒剂2袋(含生药12克)，炙甘草颗粒剂1袋(含生药3克)。

【制作】将以上药物颗粒剂放入杯中，用沸水冲泡，待颗粒充分溶化即成。

【用法】代茶，频频饮用。每日1剂，当日饮完。

【功效】活血化瘀，通络止痛。适用于高尿酸血症及痛风后期食疗。

④ 二妙五苓速溶茶

【原料】苍术颗粒剂2袋(含生药20克)，黄柏颗粒剂1袋(含生药6克)。川牛膝颗粒剂1袋(含生药10克)，猪茯苓颗粒剂1袋(含生药10克)，泽泻颗粒剂1袋(含生药10克)，苦参颗粒剂1袋(含生药10克)，银花藤颗粒剂 2 袋(含生药 30 克)。

【制作】将以上药物颗粒剂放入杯中,用沸水冲泡,待颗粒充分溶化即成。

【用法】代茶,频频饮用。每日 1 剂,当日饮完。

【功效】清热祛湿,通络止痛。适用于痛风关节红肿热痛。

5 竹叶止风茶

【原料】薏苡仁、蒲公英、淡竹叶、茯苓等。

【制作】将以上药食两用之品洗净,烘干研成粗末,装入绵纸袋中,每袋 5 克即成。

【用法】代茶,频频饮用,每袋可连续冲泡 3～5 次。每日 1～2 袋,当日饮完。

【功效】清热除烦,通淋利尿,降酸化湿。常饮可治疗血尿酸增高症、痛风及心火旺盛引起的口舌疼痛、口腔溃疡。

七、骨科疾病食疗药茶

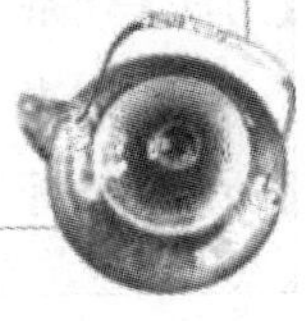

(一)骨质疏松症

骨质疏松症是指内分泌功能减弱及机体活动能力逐渐下降等因素引起

的骨密度和骨质量下降,骨组织数量减少的骨科疾病。患者应注意补充高蛋白质和富含维生素D、维生素C以及钙盐的食物,如牛肉、羊肉、牛乳、羊乳、鸡蛋、虾皮、银鱼、猪大排、羊骨、牛骨髓、猪蹄筋、海产品、豆制品、食用菌、动物肝脏、田螺及多种新鲜蔬菜和水果,牡蛎、骨碎补、菟丝子、补骨脂、龟板、鳖甲、核桃仁、杜仲、鹿角胶等药材制成的药茶也可选用。忌烟、酒;忌过咸、过甜、过于辛辣的食物。

① 桑葚枸杞茶

【原料】鲜桑葚90克,枸杞子100克。

【制作】将鲜桑葚和枸杞子拣去杂质,洗净,一同放入锅内煮沸30分钟即成。

【用法】代茶,频频饮用,可连续冲泡3～5次。每日1剂,当日饮完,最后嚼食枸杞子。

【功效】滋补肾阴,养血润肠。适用于肾阴不足型骨质疏松症。

② 红枣绿茶

【原料】红枣10枚,绿茶5克,白糖10克。

【制作】先将红枣拣去杂质,洗净后放入砂锅内,加适量水、白糖,煎煮至红枣烂熟,再将绿茶用沸水冲泡,加盖闷5分钟,调入枣汤,搅拌均匀,即成。

【用法】代茶,频频饮用,可连续冲泡3～5次。每日1剂,当日饮完,最后嚼食红枣。

【功效】抗骨质疏松,益气养血。适用于各型骨质疏松症。

③ 黑芝麻茶

【原料】黑芝麻10克,绿茶3克。

【制作】将黑芝麻炒熟后研碎,与绿茶混合均匀后,放入杯中,用沸水冲泡,加盖闷10分钟即成。

【用法】代茶，频频饮用。每日 1 剂，当日饮完。

【功效】抗骨质疏松，滋补肝肾，养血降压。适用于各型骨质疏松症。

（二）风湿性关节炎

风湿性关节炎是一种容易反复发作的风湿性、属于溶血性链球菌感染所引起的变态反应性骨科疾病。饮食宜选用祛风、化湿、散寒类食物，如生姜、胡椒、辣椒、花椒、羊肉、牛肉、狗肉、葱、香菜、韭菜、葡萄酒、绍酒、低度白酒等。急性发作期，属于热痹者宜选用芹菜、油菜、木瓜、薏苡仁、银花藤等食物及药食兼用之品。忌食生冷及不易消化的食物；急性发作期关节肿痛者忌食辛辣、刺激性食物。

1 银花藤蜜茶

【原料】银花藤 60 克，蜂蜜 20 克。

【制作】洗净银花藤，晒干或烘干，切成 1 厘米长的小段，放入砂锅，加水浸泡片刻，视需要再加适量清水，大火煮沸后改用中火煎煮 30 分钟，用洁净纱布过滤取汁，趁温热调入蜂蜜，拌匀即成。

【用法】代茶，频频饮用。每日 1 剂，当日饮完。

【功效】清热祛风，利涩通络。适用于热痹型风湿性关节炎，症见红肿热痛，屈伸不利，伴发热口渴，身热，头胀痛，口干渴不欲饮，大便黏滞不爽，舌红、苔黄腻。

2 复方桑枝茶

【原料】新鲜桑枝 100 克，银花藤、威灵仙、海风藤各 30 克，甘草 3 克。

【制作】将新鲜桑枝洗净后晒干，切成片。将银花藤、威灵仙、海风藤、甘草分别洗净，晒干或烘干，切成片，与桑枝片同放入砂锅中，加适量清水，煎煮 30 分钟，过滤取汁即成。

【用法】代茶,频频饮用。每日 1 剂,当日饮完。

【功效】清热祛风、利湿通络。适用于热痹型风湿性关节炎。

3 威灵仙川乌茶

【原料】威灵仙 20 克,制川乌、制草乌各 3 克,炙甘草 3 克。

【制作】洗净威灵仙,晒干或烘干后切成片。将制川乌、草乌洗净,与威灵仙片同放入砂锅,加适量水,大火煮沸后改用中火煎煮 1 小时,留取浓汁即成。

【用法】代茶,频频饮用。每日 1 剂,当日饮完。

【功效】祛风散寒,化湿通络。适用于风寒湿痹型风湿性关节炎,症见肢体关节疼痛,游走不定或痛处固定,遇寒加重,得热减轻,关节屈伸不利,或有胀痛,舌淡红、苔白腻。

4 羌独活归芎速溶茶

【原料】羌独活各颗粒剂 1 袋(含生药 12 克),当归颗粒剂 1 袋(含生药 10 克),川芎颗粒剂 1 袋(含生药 6 克),薏苡仁颗粒剂 1 袋(含生药 10 克),苍术颗粒剂 1 袋(含生药 10 克),炙甘草颗粒剂 1 袋(含生药 3 克)。

【制作】将以上药物颗粒剂放入杯中,用沸水冲泡,待颗粒充分溶化即成。

【用法】代茶,频频饮用。每日 1 剂,当日饮完。

【功效】化痰活血,祛瘀通络。适用于痰瘀痹阻型风湿性关节炎。

(三)类风湿关节炎

类风湿关节炎是一种以对称性、多发性、反复发作性关节疼痛为特征,累及手足小关节,晚期引起关节破坏、畸形、强直等原因不明的自身免疫性疾病。患者饮食应以富含蛋白质和多种维生素的食物为主,属于风热湿型的患者宜多吃清凉食物,可选用绿豆、薏苡仁、芦根、银花、菊花、银花藤、海风藤等食物及药食兼用之品；属于风寒湿型的患者宜选用湿热食物，如蛇肉、狗肉、黄鳝、羊肉、牛肉、动物骨、鸡血藤、制附子、桂枝、细辛等食物及药食兼用之品。乌梢蛇、蜈蚣、全蝎、僵蚕、蚂蚁等，对本病晚期关节变形、强直等有一定疗效。

① 川乌蜜茶

【原料】制川乌 5 克，生姜 10 克，蜂蜜 30 克。

【制作】洗净制川乌与生姜，分别切成片，放入砂锅中，加水煎煮两小时，去渣取汁，浓缩至 300 毫升，趁温加入蜂蜜，搅拌均匀即成。

【用法】代茶，频频饮用。每日 1 剂，当日饮完。

【功效】祛风散寒，化湿通络。适用于类风湿关节炎，症见关节冷痛肿胀，触之不温，屈伸不利，遇寒加重，遇热痛缓，舌质淡、苔白，脉弦紧。

② 五藤蜜茶

【原料】金银花藤 30 克，海风藤、络石藤、鸡血藤各 15 克，雷公藤 6 克，蜂蜜 50 克。

【制作】洗净金银花藤、海风藤、络石藤、鸡血藤，晒干后切成小碎段。洗净雷公藤，去皮，晒干，切碎，放入砂锅中，加适量水，煎煮 30 分钟，再加入金银花藤、海风藤、络石藤、鸡血藤小碎段及适量清水，煎煮 30 分钟。用洁净的纱布过滤，取汁约 200 毫升，加入蜂蜜，调匀即成。

【用法】代茶，频频饮用。每日 1 剂，当日饮完。

【功效】祛风清热，化湿通络。适用于风湿热型类风湿关节炎，症见关节肿痛，触之发热或自觉关节发热，肢节屈伸不利，身不热或身热不甚，舌红、苔黄腻，脉滑数。

③ 威灵仙苡仁桑枝茶

【原料】桑枝、威灵仙片各30克，薏苡仁60克。

【制作】将采收的桑枝趁鲜切成片，晒干，与威灵仙同放入纱布袋中，扎口，与洗净的薏苡仁一起放入砂锅中，加水煎煮1小时，取出药袋即成。

【用法】代茶，频频饮用。每日1剂，当日饮完。

【功效】祛风清热，化湿通络。适用于风湿热型类风湿关节炎。

④ 蜈蚣全蝎速溶茶

【原料】制蜈蚣颗粒剂1袋(含生药3克)，制全蝎颗粒剂1袋(含生药3克)。

【制作】将以上药物颗粒剂放入杯中，用沸水冲泡，待颗粒充分溶化即成。

【用法】代茶，频频饮用。每日1剂，当日饮完。

【功效】化痰活血，祛瘀通络。适用于痰瘀痹阻型类风湿关节炎，症见关节疼痛肿胀日久，疼痛夜甚或痛如针刺，关节僵硬，屈伸不利，舌质暗，有瘀斑、瘀点，脉细涩。对晚期出现关节变形、强直肿大者尤为适宜。

⑤ 蕲蛇天麻速溶茶

【原料】蕲蛇颗粒剂1袋(含生药3克)，天麻片颗粒剂1袋(含生药6克)。

【制作】将以上药物颗粒剂放入杯中，用沸水冲泡，待颗粒充分溶化即成。

【用法】代茶，频频饮用。每日1剂，当日饮完。

【功效】化痰活血，祛瘀通络。适用于痰瘀痹阻型类风湿关节炎。

八、神经与精神系统疾病食疗药茶

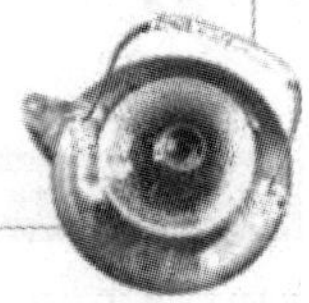

（一）失眠症

失眠症是睡眠障碍的一种表现形式，是中枢神经系统失调的一种反应。患者饮食宜以清淡而富有营养为原则，可以食用牛奶、豆制品、虾皮、海产品等富含钙元素及富含色氨酸、维生素的食物，也可选用莲子、龙眼肉、红枣、酸枣仁、柏子仁、夜交藤、五味子、合欢花、灵芝、丹参、茯神、远志等具有养心安神作用的药食两用之材制成的药茶。忌浓茶、浓咖啡、辣椒、烟、酒。

① 夜交藤柏子仁茶

【原料】夜交藤 30 克，柏子仁 15 克。

【制作】将夜交藤切段，晒干，与柏子仁一同入锅，加适量水，煎煮 30 分钟，去渣取汁，待滤汁转温后即成。

【用法】代茶，频频饮用。每日 1 剂，当日饮完。

【功效】宁心安神，催眠。适用于各种失眠症。

② 茯神木灵芝茶

【原料】茯神 15 克,木灵芝 20 克。

【制作】将茯神与木灵芝研成粗末,入锅,加适量水,煎煮 40 分钟,去渣取汁,待滤汁转温后即成。

【用法】代茶,频频饮用。每日 1 剂,当日饮完。

【功效】健脾补中,宁心安神。适用于各种失眠症,对伴有心悸、水肿者尤为适宜。

③ 生龙骨远志茶

【原料】生龙骨 20 克,炙远志 6 克,酸枣仁 6 克。

【制作】将生龙骨打碎,入锅,加适量水,煎煮 30 分钟,放入远志、酸枣仁,再煎 15 分钟,去渣取汁即成。

【用法】代茶,频频饮用。每日 1 剂,当日饮完。

【功效】平肝潜阳,镇静宁心,安神催眠。适用于各种失眠症,对伴有高血压病烦躁易怒、头晕目眩者尤为适宜。

④ 龙齿红枣茶

【原料】龙齿 10 克,红枣 5 个。

【制作】将龙齿、红枣洗净后放入锅中,加适量水,煎煮 40 分钟,去渣取汁即成。

【用法】代茶,频频饮用。每日 1 剂,当日饮完,最后嚼食红枣。

【功效】镇静安神,健脾养血。适用于各种失眠症,对伴有贫血者尤为适宜。

⑤ 花生叶甜茶

【原料】鲜花生叶 600 克,白糖 10 克。

【制作】将鲜花生叶洗净,晒干,揉成粗末,每次取 10 克,放入茶杯中,加入沸水冲泡,调入白糖即成。

【用法】代茶,频频饮用。每日 1 剂,当日饮完。

【功效】养心催眠。适用于各种失眠症。

6 茯苓二仁茶

【原料】白茯苓、柏子仁、松子仁各 30 克，蜂蜜适量。

【制作】将白茯苓、柏子仁、松子仁分别拣去杂质，洗净，白茯苓切片，一同放入锅内，大火烧沸，改用小火煮 1 小时，去渣取汁，待滤汁转温后调入蜂蜜即成。

【用法】代茶，频频饮用。每日 1 剂，当日饮完。

【功效】健脾利水，宁心安神，润肠通便。适用于各种失眠症，对伴有水肿、习惯性便秘者尤为适宜。

7 合欢花甜茶

【原料】合欢花、白糖各 10 克。

【制作】将合欢花放入茶杯中，沸水冲泡，加盖闷 10 分钟，调入白糖，搅匀即成。

【用法】代茶，频频饮用。每日 1 剂，当日饮完。

【功效】活血行气，安神解郁。适用于各种失眠症，对伴有神经忧郁者尤为适宜。

8 柏子仁糖茶

【原料】柏子仁、白糖各 15 克。

【制作】将柏子仁放入茶杯中，沸水冲泡，加盖闷 10 分钟，调入白糖，搅匀即成。

【用法】代茶，频频饮用。每日 1 剂，当日饮完。

【功效】养心安神，润肠通便。适用于各种失眠症，对伴有习惯性便秘者尤为适宜。

9 灵芝茶

【原料】灵芝 10 克。

【制作】将灵芝洗净切成薄片，放入茶杯中，用沸水冲泡，加盖闷 30 分钟即成。

【用法】代茶,频频饮用。每日1剂,当日饮完。

【功效】养心安神,补气益血。适用于各种失眠症,对伴有心慌、记忆力减退者尤为适宜。

⑩ 佛手绿茶

【原料】佛手10克,绿茶3克。

【制作】采摘秋季开始变黄即将成熟的佛手果实,纵切成薄片,晒干,放入杯中,用沸水冲泡,加盖闷10分钟后即成。

【用法】代茶,频频饮用,可冲泡3～5次。每日1剂,当日饮完。

【功效】疏肝解郁,理气和胃。适用于肝气郁结型失眠症,症见难以入睡,胸闷不舒,腹胀食少,妇女乳房胀痛,失眠常因情志不畅而加重或复发,精神愉快时失眠可减轻,苔薄白,脉弦,对伴有胃胀、胃痛者尤为适宜。

⑪ 茉莉菖蒲茶

【原料】茉莉花5克,石菖蒲10克。

【制作】将茉莉花、石菖蒲研为细末,放入茶杯中,用沸水冲泡,加盖闷10分钟即成。

【用法】代茶,频频饮用。每日1剂,当日饮完。

【功效】疏肝解郁,通窍安神。适用于肝气郁结型失眠症,对伴有健忘、耳鸣者尤为适宜。

⑫ 合欢花莲子茶

【原料】合欢花6克,莲子30克。

【制作】将莲子、合欢花一同放入锅中,加水煎汤,取汁即成。

【用法】代茶,频频饮用。每日1剂,当日饮完。

【功效】疏肝理气,健脾安神。适用于肝气郁结型失眠症,对伴有慢性腹泻者尤为适宜。

⑬ 双花茶

【原料】绿梅花、玫瑰花各 3 克，黄连 1 克。

【制作】将绿梅花、玫瑰花、黄连同放入杯中，用沸水冲泡，加盖闷 10 分钟即可饮用。

【用法】代茶，频频饮用，可连续冲泡 3～5 次。每日 1 剂，当日饮完。

【功效】疏肝解郁，活血安眠。适用于肝气郁结型失眠症。

⑭ 龙胆草蜂蜜茶

【原料】龙胆草 3 克，蜂蜜 30 克。

【制作】将龙胆草洗净，晒干，切段，入锅，加适量水，煎煮 30 分钟，去渣取汁，加入蜂蜜调匀即成。

【用法】代茶，频频饮用。每日 1 剂，当日饮完。

【功效】清肝利胆，泻火安神。适用于肝郁化火型失眠症，急躁易怒，失眠多梦，甚至彻夜失眠，伴有头晕头胀，眼红耳鸣，口干且苦，不思饮食，大便秘结，小便色黄，舌质红、舌苔黄，脉弦而数，对伴有胆囊炎者尤为适宜。

⑮ 双花黄连茶

【原料】菊花、玫瑰花各 3 克，黄连 2 克。

【制作】将菊花、玫瑰花、黄连同放入杯中，用沸水冲泡，加盖闷 10 分钟即成。

【用法】代茶，频频饮用，可冲泡 3～5 次。每日 1 剂，当日饮完。

【功效】疏肝清火，活血安神。适用于肝郁化火型失眠症，对伴有胃炎者尤为适宜。

⑯ 佛手莲心茶

【原料】佛手 10 克，莲子心 3 克。

【制作】将佛手、莲子心同放入杯中，用沸水冲泡，加盖闷 10 分钟即成。

【用法】代茶，频频饮用，可冲泡 3～5 次。每日 1 剂，当日饮完。

【功效】疏肝和胃,清心泻火。适用于肝郁化火型失眠症。

⑰ 远志郁金茶

【原料】远志、郁金各10克,蜂蜜20克。

【制作】将远志、郁金晒干,切片,入锅,加适量水,煎煮1小时,去渣取汁,待药渣转温后调入蜂蜜即成。

【用法】代茶,频频饮用,可冲泡3~5次。每日1剂,当日饮完。

【功效】化痰解郁,宁心催眠。适用于痰热内扰型失眠症。症见胸闷,心烦失眠,恶心嗳气,伴有头重目眩,口苦,舌质红、苔黄腻,脉滑数。

⑱ 鲜竹叶橘皮茶

【原料】鲜竹叶50克,鲜橘皮30克。

【制作】将鲜竹叶、鲜橘皮洗净后放入锅内,加适量水,大火煮沸,改小火煎煮30分钟,去渣取汁即成。

【用法】代茶,频频饮用,可冲泡3~5次。每日1剂,当日饮完。

【功效】清化痰热,和胃宁神。适用于痰热内扰型失眠症,对伴有呕吐者尤为适宜。

⑲ 竹茹麦枣茶

【原料】竹茹5克,麦冬10克,小麦30克,红枣6枚,甘草2克。

【制作】将红枣洗净,去核切碎,与其他原料一起放入茶杯内,倒入沸水,加盖闷15分钟即成。

【用法】代茶,频频饮用,可冲泡3~5次。每日1剂,当日饮完,最后嚼食红枣。

【功效】清化痰热,和胃宁神。适用于痰热内扰型失眠症,对伴有心慌、盗汗者尤为适宜。

20 川黄连菖蒲茶

【原料】川黄连2克，石菖蒲3克，乌梅肉5个，红糖适量。

【制作】将川黄连、石菖蒲、乌梅肉放入锅中，加水煎汤，去渣取汁，调入红糖即成。

【用法】代茶，频频饮用。每日1剂，当日饮完。

【功效】清热通窍，养阴和胃，和胃宁神。适用于痰热内扰型失眠症，对伴有胃炎、耳鸣者尤为适宜。

21 灯芯草茶

【原料】灯芯草20克。

【制作】将灯芯草放入砂锅中，加适量水，煎煮20分钟，去渣取汁即成。

【用法】代茶，频频饮用。每日1剂，当日饮完。

【功效】清心泻火。适用于心火炽盛型失眠症，症见心烦失眠，躁扰不宁，口干舌燥，小便色黄，口舌生疮，舌尖红、苔薄黄，脉快而有力。

22 黄连枣仁茶

【原料】川黄连2克，酸枣仁10克。

【制作】将酸枣仁打碎，与川黄连同放入杯中，用沸水冲泡，加盖闷10分钟即成。

【用法】代茶，频频饮用，可连续冲泡3～5次。每日1剂，当日饮完。

【功效】清心泻火，补心安神。适用于心火炽盛型失眠症，对伴有胃炎者尤为适宜。

23 莲心甘草茶

【原料】莲心2克，生甘草3克。

【制作】将莲心、生甘草放入茶杯中，用沸水冲泡，加盖闷10分钟即成。

【用法】代茶，频频饮用，可连续冲泡3～5次。每日1剂，当日饮完。

【功效】清心泻火，解热催眠。适用于心火炽盛型失眠症。

24 西洋参桂圆茶

【原料】西洋参 3 克,桂圆肉 30 克,白糖适量。

【制作】将西洋参浸润,切片,桂圆肉去杂质洗净,放入锅中,先加入白糖,再加适量水,中火煎煮 40 分钟,去渣取汁即成。

【用法】代茶,频频饮用,可连续冲泡 3～5 次。每日 1 剂,当日饮完,最后嚼食西洋参片、桂圆肉。

【功效】益气养阴,补脾安神。适用于心脾两虚型失眠症。

25 桂圆枣仁茶

【原料】桂圆肉 20 克,酸枣仁、柏子仁各 10 克,白糖 20 克。

【制作】将酸枣仁、柏子仁洗净,与桂圆肉同置砂锅内,用大火烧沸后转用小火煎煮 20 分钟,去渣取汁,调入白糖,搅匀,装入茶壶即成。

【用法】代茶,频频饮用,可连续冲泡 3～5 次。每日 1 剂,当日饮完,最后嚼食桂圆肉、酸枣仁。

【功效】补益心脾,宁心安神。适用于心脾两虚型失眠症,对伴有贫血者尤为适宜。

26 参叶灵芝茶

【原料】人参叶 6 克,灵芝 5 克。

【制作】将人参叶和灵芝一同研成粗末,放入有盖杯中,用沸水冲泡,加盖闷 10 分钟即成。

【用法】代茶,频频饮用,可连续冲泡 3～5 次。每日 1 次,当日饮完。

【功效】补益心脾,宁心安神。适用于心脾两虚型失眠症,对伴有贫血者尤为适宜。

27 桑葚合欢花茶

【原料】桑葚 15 克,合欢花 6 克,炙首乌 12 克,旱莲草 10 克。

【制作】将以上四味药加水煎汤，去渣取汁即成。

【用法】代茶，频频饮用，可连续冲泡 3～5 次。每日 1 次，当日饮完。

【功效】补血养阴，活血安神。适用于肝肾阴虚型失眠症，症见体质虚弱，体型消瘦，失眠多梦，头晕目眩，手足心热，腰膝酸软，舌质红、少津、少苔，脉细无力且快。对伴有贫血者尤为适宜。

28 枸杞五味子茶

【原料】枸杞子 10 克，五味子 5 克。

【制作】将五味子、枸杞子一同放入茶杯中，沸水冲泡后，加盖闷 10 分钟即成。

【用法】代茶，频频饮用。每日 1 剂，当日饮完。

【功效】滋补肝肾，宁心安神。适用于肝肾阴虚型失眠症。

29 杞菊莲心茶

【原料】枸杞子 10 克，菊花 3 克，莲心 1 克，苦丁茶 3 克。

【制作】将枸杞子、菊花洗净后，与莲心、苦丁茶同放入杯中，用沸水冲泡，加盖闷 10 分钟即成。

【用法】代茶，频频饮用，可连续冲泡 3～5 次。每日 1 剂，当日饮完。

【功效】滋阴平肝，清泻心火。适用于阴虚火旺型失眠症，对伴有高血压病、烦躁者尤为适宜。

30 西洋参生地黄茶

【原料】西洋参 2 克，生地黄 20 克，麦冬 15 克。

【制作】将上述三味药分别洗净，晒干或烘干，研成细末，混合均匀，一分为二，装入绵纸袋中，挂线、封口，放入杯中，用沸水冲泡，加盖闷 15 分钟即成。

【用法】代茶，频频饮用，可连续冲泡 3～5 次。每日 3 次，每次 1 袋，嚼食西洋参片。

【功效】滋阴平肝，清泻心火。适用于阴虚火旺型失眠症，对伴有高血压病、烦躁者尤为适宜。

31 桂圆洋参茶

【原料】桂圆肉 30 克，西洋参 6 克，川黄连 3 克，白糖适量。

【制作】将桂圆肉洗净，与西洋参、川黄连一起放入盆内，加入白糖和适量水，置沸水锅中蒸 40 分钟即成。

【用法】代茶，频频饮用，可连续冲泡 3～5 次。每日 1 剂，当日饮完，最后嚼食桂圆、西洋参片。

【功效】滋阴平肝，清泻心火。适用于阴虚火旺型失眠症，对伴有高血压病、烦躁者尤为适宜。

32 枸杞二花茶

【原料】枸杞子 10 克，菊花 3 克，密蒙花 3 克。

【制作】将枸杞子洗净，与菊花、密蒙花同放入杯中，用沸水冲泡，加盖闷 10 分钟即成。

【用法】代茶，频频饮用，可连续冲泡 3～5 次。每日 1 次，当日饮完。

【功效】养阴平肝，降火安神。适用于阴虚火旺型失眠症，对伴有高血压病、视物模糊者尤为适宜。

33 麦冬莲心茶

【原料】麦冬 20 克，莲心 2 克。

【制作】将麦冬洗净，晒干，与莲心同放入杯中，用沸水冲泡，加盖闷 15 分钟即成。

【用法】代茶，频频饮用，可连续冲泡 3～5 次。每日 1 次，当日饮完。

【功效】滋阴降火，宁心安神。适用于阴虚火旺型失眠症。

34 酸枣合神茶

【原料】酸枣仁、莲子、百合、茯苓等。

【制作】将以上药食两用之品洗净，烘干研成粗末，装入绵纸袋中，每袋 5 克。

【用法】代茶，频频饮用，每袋可连续冲泡 3～5 次。每日 1～2 袋，当日饮完。

【功效】养心安神，健脑益智，改善睡眠。常饮可治疗夜难入睡、睡眠不成、容易早醒及精神紧张。

（二）偏头痛

偏头痛是以反复发作的一侧或双侧搏动性头痛为常见症状，并有家族发病倾向的周期性发作的疾病。患者饮食宜清淡，可多食新鲜蔬菜、水果及富含营养的食物，并根据不同的证候，选用具有疏风、散寒、化湿、清热、活血、化痰、平肝作用的药食兼用之品。忌烟、酒；忌食肥腻的食物。

① 川芎菊花蜜茶

【原料】川芎 20 克，白菊花 15 克，蜂蜜 20 克。

【制作】洗净川芎、白菊花，将川芎切成片，与白菊花同放入砂锅中，加水煎煮 20 分钟，滤取汁，趁温调入蜂蜜，拌匀即成。

【用法】代茶，频频饮用。每日 1 剂，当日饮完。

【功效】祛风清热，通络止痛。适用于风热型偏头痛，症见头痛时作，痛连项背，或偏侧头痛，伴恶风发热，鼻塞目眩，苔薄黄，脉浮。

② 薄荷荷叶茶

【原料】薄荷 15 克，荷叶 30 克。

【制作】将荷叶撕成小片或切碎，与薄荷同放入砂锅中，加适量水，中火煎煮 15 分钟，用洁净纱布过滤取汁即成。

【用法】代茶，频频饮用。每日 1 剂，当日饮完。

【功效】祛风清热，通络止痛。适用于风热型偏头痛。

③ 川芎白芷茶

【原料】川芎 15 克,白芷 10 克。

【制作】将川芎、白芷分别拣去杂质,洗净后晒干或烘干,切成片,同放入砂锅中,加适量水,中火煎煮 15 分钟,用洁净纱布过滤,取汁即成。

【用法】代茶,频频饮用。每日 1 剂,当日饮完。

【功效】祛风散寒,通络止痛。适用于风寒型偏头痛,症见头部抽引掣痛,或拘急收紧,遇风受凉后偏头痛加重或发作,得温可减轻,苔白,脉弦。

④ 藿香佩兰茶

【原料】鲜藿香、鲜佩兰各 20 克。

【制作】将采摘的鲜藿香、鲜佩兰择洗干净,晾干、切碎后同放入砂锅中,加适量水,中火煎煮 15 分钟,用洁净纱布过滤,去渣取汁即成。

【用法】代茶,频频饮用。每日 1 剂,当日饮完。

【功效】祛风化湿,通络止痛。适用于风湿型偏头痛,症见头痛头重,胸闷不适,苔腻,脉滑。

⑤ 夏枯草菊花茶

【原料】夏枯草 30 克,白菊花 10 克,绿茶 3 克。

【制作】将夏枯草、白菊花分别拣去杂质,与绿茶一起,同放入砂锅中,加水适量浸泡片刻,中火煎煮 30 分钟,用洁净纱布过滤,取汁即成。

【用法】代茶,频频饮用。每日 1 剂,当日饮完。

【功效】平肝潜阳。适用于肝阳上亢型偏头痛,症见头部昏晕疼痛,时轻时重,烦怒时偏头痛加重,口干,舌质红,脉弦。

⑥ 川芎延胡蜜茶

【原料】川芎 15 克,延胡索、赤芍、白芍、蜂蜜各 30 克。

【制作】将川芎、延胡索、赤芍、白芍分别拣去杂质，洗净，晒干或烘干，切成片或切碎，同放入砂锅，加适量水，浓煎两次，每次 20 分钟，合并两次滤汁，调入蜂蜜，拌匀即成。

【用法】代茶，频频饮用。每日 1 剂，当日饮完。

【功效】活血化瘀。适用于瘀血型偏头痛，症见偏头痛日久不愈，痛处固定不移，面色晦暗，舌质紫暗，脉细涩。

(三)老年性神经症

老年性神经症是指老年患者由于生理、心理、精神方面的改变，处于非常态情况下所导致大脑活动机能失调的一组病症，主要以抑郁症、疑病症为主，可选用金橘叶、佛手、代代茶、绿梅花、玫瑰花、陈皮、香附、浮小麦、炙甘草等药材制成的药茶。患者宜多吃荞麦、芝麻、蜂蜜、枸杞子、海产品等富含维生素 E 的食品，也可选用粳米、小米、糯米、黄豆、扁豆、山药、红枣、蘑菇、牛肉、鸡肉、水产品等食品。忌烟、酒、浓茶、咖啡。

1 金橘茶

【原料】金橘 500 克，红糖 150 克。

【制作】将金橘洗净，去除果蒂，放入铝锅(忌用铁锅)，加水至淹没金橘，先用大火煮沸，再改以小火煮熬，待金橘皮肉熟软，加入红糖，完全溶化后，再加入温开水 500 毫升，搅匀即成。

【用法】代茶，频频饮用。每日 1 剂，当日饮完。

【功效】疏肝解郁。适用于肝气郁结型老年性神经症，症见头晕胀痛，急躁易怒，心烦不眠，口干口苦，舌质红，脉弦而快。

2 佛手茶

【原料】佛手 10 克。

【制作】将佛手纵切成薄片，晒干，放入杯中，用沸水冲泡，加盖闷 10 分钟即可。

【用法】代茶，频频饮用，可连续冲泡 3～5 次。每日 1 剂，当日饮完。

【功效】疏肝解郁。适用于肝气郁结型老年性神经症。

3 代代花茶

【原料】代代花 5 克，绿梅花、绿茶各 3 克。

【制作】将代代花、绿梅花拣去杂质，与绿茶同放入杯中，用沸水冲泡，加盖闷 15 分钟即成。

【用法】代茶，频频饮用，可连续冲泡 3～5 次。每日 1 剂，当日饮完。

【功效】疏肝解郁。适用于肝气郁结型老年性神经症。

4 夜交藤茶

【原料】夜交藤、合欢皮各 30 克，蜂蜜 15 克。

【制作】将夜交藤、合欢皮分别拣去杂质，洗净后晾干，夜交藤切成小碎段，合欢皮切碎，同放入砂锅中，加适量水，中火浓煎两次，每次 30 分钟，合并两次滤汁，调入蜂蜜，拌匀即成。

【用法】代茶，频频饮用，可连续冲泡 3～5 次。每日 1 剂，当日饮完。

【功效】补益心脾。适用于心脾两虚型老年性神经症，症见心慌健忘，夜寐不安，多梦易惊，头晕目眩，神疲食少，面色少华，舌质淡、苔薄白，脉细弱。

5 甘麦大枣茶

【原料】浮小麦 30 克，红枣 15 枚，炙甘草 3 克，蜂蜜 30 克。

【制作】将浮小麦、红枣、炙甘草同放入砂锅中，加水浸泡片刻，浓煎两次，每次 30 分钟，合并两次滤汁，趁温热调入蜂蜜，搅匀即成。

【用法】代茶，频频饮用。每日 1 剂，当日饮完。

【功效】补益心脾。适用于心脾两虚型老年性神经症。

6 二冬莲心茶

【原料】麦冬、天冬各 20 克，莲心 2 克。

【制作】将麦冬、天冬分别拣去杂质，洗净，晒干，与莲心同放入杯中，用沸水冲泡，加盖闷 15 分钟即成。

【用法】代茶，频频饮用，可连续冲泡 3～5 次。每日 1 剂，当日饮完。

【功效】滋阴降火。适用于阴虚火旺型老年性神经症，症见心烦急躁，眩晕耳鸣，心慌失眠，舌质红，脉细而快。

（四）自发性多汗症

自发性多汗症多为病因不明的、除生理因素等情况以外出现异常出汗、汗量过多的一类疾病。临床上可见神经系统某些器质性病变。患者应选用益气养阴的滋补食物，如猪肉、羊肉、牛肉、鸭肉、鱼、豆制品、红枣、龙眼肉、黑芝麻、核桃仁、桑葚、浮小麦、玉米、白果、银耳、糯稻根、黄芪、人参、麦冬等食物及药食两用之品。忌食生冷油腻及辛辣动火的食物。

1 参术龙牡甜茶

【原料】党参、煅牡蛎、白糖各 20 克，白术、升麻各 10 克，山药、煅龙骨各 15 克。

【制作】洗净党参、白术、山药、升麻、煅龙骨、煅牡蛎，入锅，加适量水煎煮两次，每次 30 分钟，合并滤汁，调入白糖即成。

【用法】代茶，频频饮用。每日 1 剂，当日饮完。

【功效】补气止汗。适用于气虚型自发性多汗，症见头颈、胸部时时出汗，活动后尤甚，头昏乏力，易于感冒，舌质淡、苔薄白，脉细弱。

2 浮小麦牡蛎蜜茶

【原料】浮小麦、煅牡蛎各 500 克，蜂蜜 300 克，白糖 50 克。

【制作】将浮小麦浸泡片刻，洗净后与煅牡蛎一同倒入大瓦煲中，加冷水浸泡

30分钟，然后用小火煎60分钟，滤出药液，加水复煎，合并两次药液，倒入砂锅中，加白糖，继续用小火慢熬30分钟，离火，加入蜂蜜，待冷却后装瓶即成。

【用法】代茶，频频饮用。每日1剂，当日饮完。

【功效】补气止汗。适用于气虚型自发性多汗。

3 童参糖茶

【原料】太子参15克，浮小麦30克，小红枣、红糖适量。

【制作】将太子参、浮小麦及小红枣洗干净后，放入砂锅中，加水约500毫升，煎沸后再煎10～15分钟，加入红糖少许，再煎2～3分钟，待糖溶化后即成。

【用法】代茶，频频饮用。每日1剂，当日饮完。

【功效】益气健脾，固表止汗。适用于气虚型自发性多汗。

4 鹤枣茶

【原料】仙鹤草15克，红枣5枚。

【制作】将仙鹤草、红枣洗净，同放入锅中，加水适量煎煮30分钟，去仙鹤草、留红枣汤汁即成。

【用法】代茶，频频饮用。每日1剂，当日饮完，最后嚼食红枣。

【功效】益气止汗。适用于气虚型自发性多汗。

5 小麦红枣桂圆茶

【原料】小麦50克，红枣30克，桂圆肉15克。

【制作】将小麦去壳，红枣用水浸泡后去核，桂圆剥壳取肉，一同入锅，加水适量，大火煮沸后转用小火煎煮60分钟左右即成。

【用法】代茶，频频饮用。每日1剂，当日饮完，最后嚼食红枣、桂圆肉。

【功效】益气养血止汗。适用于气虚型自发性多汗。

6 生地黄麻黄根茶

【原料】生地黄 30 克,麻黄根 6 克,冰糖 20 克。

【制作】将生地黄、麻黄根一同放入锅中,加水煎汤,去渣取汁,调入冰糖,溶化后即成。

【用法】代茶,频频饮用。每日 1 剂,当日饮完。

【功效】养阴止汗。适用于阴虚型自发性多汗,症见睡眠中头、颈、胸、背或全身出汗,汗出易醒,心烦身热,口渴咽干,口唇红,或午后潮热,舌质红,脉细而快。

7 复方浮小麦茶

【原料】糯稻根、浮小麦各 50 克,麦冬 12 克,地骨皮 9 克,红糖适量。

【制作】将糯稻根、浮小麦洗净,与麦冬、地骨皮同放入锅中,加红糖少许,加水两碗煎汤即成。

【用法】代茶,频频饮用。每日 1 剂,当日饮完。

【功效】养阴清热敛汗。适用于阴虚型自发性多汗。

8 山萸肉茶

【原料】山萸肉 30 克,白糖适量。

【制作】将山萸肉洗净,入锅,加水适量,煎煮 15 分钟,去渣取汁 90 毫升,加白糖调味即成。

【用法】代茶,频频饮用,可连续冲泡 3～5 次。每日 1 剂,当日饮完。

【功效】滋补肝肾,收敛止汗。适用于阴虚型自发性多汗。

(五)脑卒中

脑卒中俗称中风,是指因急性非外伤性脑局部血液供应障碍引起的局造性神经损伤。本病分为出血性中风(包括脑出血和蛛网膜下腔出血)和缺血性中风(包括脑血栓形成和脑栓塞)。患者饮食应清淡、易消化,可常吃青菜、萝卜、香蕉、淡菜、海带、紫菜等新鲜蔬菜、水果及水产品;恢复期患者可选用鱼类、蛋类、乳类、瘦肉、豆制品、新鲜蔬菜和水果等营养丰富、易于消化的食物,山楂果及山楂制品尤为适宜。忌食肥甘、油腻、生痰、动火类食物;严格禁烟;忌酒、忌咖啡、忌辛辣刺激性食物。后遗症阶段患者可选用丹参、红花、赤芍、川芎、当归、地黄、黄芪、党参、绞股蓝等药材制成的药茶。

① 丹参绿茶

【原料】丹参 10 克,绿茶 3 克。

【制作】将丹参洗净,晒干或烘干,研成粗末,与绿茶混合均匀,放入有盖杯中,用开水冲泡,加盖闷 10 分钟即成。

【用法】代茶,频频饮用,可冲泡 3～5 次。每日 1 剂,当日饮完。

【功效】行气,活血,通络。适用于气血虚滞型脑卒中后遗症,症见肢体偏瘫,肢软无力,或有酸痛麻木,气短少言,懒动乏力,脉细涩,舌质紫、有瘀点,舌苔淡白。

② 绞股蓝红花茶

【原料】绞股蓝 100 克,红花 50 克,绿茶 20 克。

【制作】先将绞股蓝、红花分别拣去杂质,焙干,共研成粗末,再与绿茶混合均匀,放入杯中,用沸水冲泡,加盖闷 10 分钟,即成。

【用法】代茶,频频饮用,可连续冲泡 3～5 次。每日两次,每次取 10 克,当日饮完。

【功效】行气,活血,通络。适用于气血虚滞型脑卒中后遗症。

③ 参芪桃仁茶

【原料】党参、黄芪各 50 克,当归 15 克,桃仁、白糖各 10 克。

【制作】将诸药洗净,放入锅中,加清水适量,小火煎熬,反复 2～3 次取汁,每次 50～60 分钟，将多次药汁混匀，再滤渣，调入白糖即成。

【用法】代茶，频频饮用。每日 1 剂，当日饮完。

【功效】益气活血，化瘀通络。适用于气虚血瘀型脑卒中后遗症。

4 桃仁参茶

【原料】党参、桃仁各 15 克，茶叶 10 克。

【制作】将党参、桃仁、茶叶同研成细末，放入茶杯中，用沸水冲泡，加盖闷 10 分钟即成。

【用法】代茶，频频饮用。每日 1 剂，当日饮完。

【功效】益气活血。适用于气虚血瘀型脑卒中后遗症。

5 消肿活络茶

【原料】五加皮 15 克，鸡血藤 30 克，绿茶 3 克。

【制作】以上三味药同放入锅中，加水煎煮 30 分钟，去渣取汁即成。

【用法】代茶，频频饮用。每日 1 剂，当日饮完。

【功效】活血，通络，消肿。适用于气虚血瘀型脑卒中后遗症，患肢水肿，色泽紫暗。

6 郁金贝母茶

【原料】广郁金 15 克，浙贝母 30 克，绿茶或苦丁茶 3 克。

【制作】将广郁金、浙贝母一同晒干打粉，过细筛得极细粉末，装瓶备用。

【用法】代茶，频频饮用，可连续冲泡 3～5 次。每日 1 剂，当日饮完。

【功效】活血化痰，解语开窍。适用于气虚血瘀型脑卒中后遗症，对痰瘀阻络引起的脑卒中后遗症，如舌僵、语言不利、吞咽困难、饮水作呛者尤为适宜。

7 杞菊潼蒺藜茶

【原料】枸杞子 10 克，白菊花 3 克，潼蒺藜 20 克。

【制作】将枸杞子、白菊花分别拣去杂质，待用，将潼蒺藜采割后晒干，打下种子，淘洗后晒干(或从中药店购买)，与枸杞子、白菊花同放入有盖杯中，用开水冲泡，加盖闷 10 分钟即成。

【用法】代茶，频频饮用，可冲泡 3～5 次。每日 1 剂，当日饮完。

【功效】滋补肝肾。适用于肝肾亏虚型脑卒中后遗症，症见语声不出，手足软弱偏瘫，下肢痿软无力，口中流涎，头晕目赤，或神志呆滞，舌质红润，脉细。

8 苁蓉地黄茶

【原料】肉苁蓉、熟地黄各 30 克，蜂蜜 1 茶匙。

【制作】将肉苁蓉、熟地黄洗净，入锅，加水煎煮两次，合并两次药汁，调入蜂蜜 1 茶匙，混匀即成。

【用法】代茶，频频饮用。每日 1 剂，当日饮完。

【功效】补肾益精，润肠通便。适用于肝肾阴虚型脑卒中后遗症。

9 益智摄涎茶

【原料】益智仁 5 克，花茶 3 克。

【制作】将益智仁研成粗粉，与花茶一同放入杯中，用沸水冲泡，加盖闷 10 分钟即成。

【用法】代茶，频频饮用。每日 1 剂，当日饮完。

【功效】补肾，益精，摄涎。适用于肝肾阴虚型脑卒中后遗症，对伴有流涎者尤为适宜。

10 枸麦茶

【原料】枸杞子、麦冬各 15 克。

【制作】将枸杞子、麦冬洗净，入锅，加水 200 毫升，煎煮 30 分钟，去渣取汁即成。

【用法】代茶，频频饮用。每日 1 剂，当日饮完。

【功效】滋补肝肾。适用于肝肾阴虚型脑卒中后遗症。

（六）阿尔茨海默病

阿尔茨海默病，俗称“老年性痴呆”，是老年人脑功能失调的一组综合征，是以后天身体疾患而造成智力、行为及人格多方面变化为特征的神经系统退行性疾病。患者应多食核桃仁、黑芝麻、牛骨髓、猪脊髓、猪脑、猪心、鱼头、禽蛋、豆类、百合、莲子、大枣、桂圆肉、枸杞子、益智仁、柏子仁、制首乌、党参、绞股蓝、石菖蒲、远志、郁金、五味子等食物及药食兼用之品，可明显改善老年性痴呆的临床症状，对进行性发展的病情有一定的逆转作用。忌食辛辣燥热食物和肥甘油腻之品。

① 蛹虫草茶

【原料】蛹虫草（人工培植的冬虫夏草）2克。

【制法】将干燥的蛹虫草放入杯中，加盖闷5分钟即成。

【用法】代茶，频频饮用，可连续冲泡3～5次。每日1剂，当日饮完。

【功效】滋补肝肾，健脑益智。适用于肝肾不足、髓海空虚型老年性痴呆，症见年老体弱，头昏眼花，神情淡漠，精神恍惚，反应迟钝，步履蹒跚，极度健忘，苔白质淡，脉沉细弱。

② 二子桑葚速溶茶

【原料】女贞子颗粒剂1包（含生药10克），旱莲草颗粒剂1包（含生药10克），桑葚颗粒剂1包（含生药10克），制何首乌颗粒剂1包（含生药10克）。

【制法】将以上药物颗粒剂放入杯中，用沸水冲泡，待颗粒剂充分溶化即成。

【用法】代茶，频频饮用。每日1剂，当日饮完。

【功效】滋补肝肾，健脑益智。适用于肝肾不足、髓海空虚型老年性痴呆。

3 四仁益脑茶

【原料】核桃仁颗粒剂2包(含生药20克),益智仁颗粒剂1包(含生药10克),酸枣仁颗粒剂1包(含生药10克),柏子仁颗粒剂1包(含生药1克)。

【制法】将以上药物颗粒剂放入杯中,用沸水冲泡,待颗粒剂充分溶化即成。

【用法】代茶,频频饮用。每日1剂,当日饮完。

【功效】滋补肝肾,健脑益智。适用于肝肾不足、髓海空虚型老年性痴呆。

4 首乌归芎茶

【原料】制何首乌30克,当归尾15克,川芎10克,蜂蜜30毫升。

【制法】将制何首乌、当归尾、川芎切片,同放入锅中,加适量水,浓煎两次,每次40分钟,合并两次滤液,趁温热调入蜂蜜,搅匀即成。

【用法】代茶,频频饮用。每日1剂,当日饮完。

【功效】滋补肝肾,健脑益智。适用于肝肾不足、髓海空虚型老年性痴呆。

5 核桃仁山楂茶

【原料】核桃150克,山楂50克,白砂糖30克。

【制法】将核桃仁加入适量的水浸泡30分钟,洗净,放入研钵或石磨内,加入少许清水,将其研磨成浆,装入容器中再加适量的清水稀释调匀待用。将山楂冲洗干净,拍破,放入锅内,加入适量清水在中火上煎熬3次,每次20分钟,去渣取汁,用小火浓煎至约1000毫升,再把锅洗净后置于火上,倒入山楂汁,加入白糖搅拌,待白糖溶化后,再倒入核桃仁浆,边倒边搅均匀,烧至微沸即成。

【用法】代茶,频频饮用。每日1剂,当日饮完。

【功效】滋补肝肾,健脑益智。适用于肝肾不足、髓海空虚型老年性痴呆。

6 二子延年茶

【原料】枸杞子、五味子各 6 克。

【制法】将二味药捣烂，放入茶杯中，用沸水冲泡，加盖闷 15 分钟即成。

【用法】代茶，频频饮用。每日 1 剂，当日饮完。

【功效】滋补肝肾，健脑益智。适用于肝肾不足、髓海空虚型老年性痴呆。

7 首乌杜仲茶

【原料】何首乌、杜仲各 250 克，夏枯草 150 克。

【制法】将杜仲放入盐水中泡透，取出，置于锅内，用小火炒至微焦，凉透；将何首乌蒸熟煮透，晒干，然后分别将杜仲、何首乌、夏枯草研成粗末，混匀，用滤纸袋分装，每袋重 20 克，备用。饮服时，每次取杜仲首乌茶 1 袋，放入茶杯中，用沸水冲泡，加盖闷 20 分钟即成。

【用法】代茶，频频饮用，可冲泡 3～5 次。每日 1～2 剂，当日饮完。

【功效】滋补肝肾，健脑益智。适用于肝肾不足、髓海空虚型老年性痴呆。

8 五子健脑茶

【原料】沙苑子、菟丝子、枸杞子、五味子、女贞子各 200 克，熟地黄、山萸肉各 100 克，神曲粉 50 克。

【制法】先将熟地黄、山萸肉放入锅中，加水 2000 毫升浸泡 1 小时，煮沸后改小火煎煮 40 分钟，滤出药汁，再加水 1500 毫升，煮沸后改小火煮 40 分钟，滤出药汁。如此再煎 1 次，滤出药汁，去渣。合并 3 次药汁，加入神曲粉，搅匀，大火煎取浓膏。将上述五子焙干，捣成碎末。加入药汁浓膏，搅拌搓揉均匀，捏成团，以触之能散为度，用模具或压块机制成小方块，低温干燥，使含水量降至 3% 以下，密封贮存，每次取茶块 20 克，放入茶杯中，用沸水冲泡，加盖闷 10 分钟即成。

【用法】代茶，频频饮用。每日 1～2 剂，当日饮完。

【功效】滋补肝肾，健脑益智。适用于肝肾不足、髓海空虚型老年性痴呆。

⑨ 健脑油茶

【原料】牛骨髓250克,黑芝麻、核桃肉各150克,面粉150克。

【制法】将牛骨髓、黑芝麻、面粉分别炒熟,将黑芝麻、核桃肉捣碎。各味混合拌匀,每次取30克,冲入开水,按个人口味加盐或糖调味即成。

【用法】代茶,频频饮用。每日2次,当日饮完。

【功效】滋补肝肾,补髓健脑。适用于肝肾不足、髓海空虚型老年性痴呆。

⑩ 党参何首乌茶

【原料】党参、制何首乌、蜂蜜各30克。

【制法】将党参、制何首乌切片,入锅,加水适量,浓煎两次,每次40分钟,合并滤液,趁热调入蜂蜜,搅匀即成。

【用法】代茶,频频饮用。每日1剂,当日饮完。

【功效】益气养血,健脑益智。适用于气血两虚型老年性痴呆,症见面黄无华,神情痴呆,心悸怔忡,健忘失眠,寡言少欢,神疲乏力,舌质淡、苔薄白,脉细弱。

⑪ 十仙茶

【原料】粳米、山药、薏苡仁、赤小豆、绿豆(五者分别炒熟)各750克,青茶500克,净芝麻375克,核桃仁粗末、干红枣肉粗末、松子仁粗末各150克,精盐15克。

【制法】将以上十味药研成细末,加入精盐,混合均匀,小火炒至黄熟,凉透,装入大口瓶中收贮。每次取细末15～20克,放入茶碗中,用沸水冲匀即成。

【用法】代茶,频频饮用。每日1剂,当日饮完。

【功效】益气养血,养心健脾。适用于气血两虚型老年性痴呆。

⑫ 牛奶红茶

【原料】鲜牛奶 100 克,红茶 5 克,食盐 3 克。

【制法】把红茶用沸水熬成浓汁,再把牛奶煮沸,盛在碗里,加入红茶浓汁,加入少许食盐,混匀即成。

【用法】代茶,频频饮用。每日 1 剂,当日饮完。

【功效】补益气血,调养脾胃。适用于气血两虚型老年性痴呆。

⑬ 黄精茯苓茶

【原料】黄精、茯苓各 100 克。

【制法】上二味药研成粗末,分装于滤纸袋中,每袋重 15 克,备用。饮服时取黄精茯苓茶 1 袋放入茶杯中,用沸水冲泡,加盖闷 10 分钟即成。

【用法】代茶,频频饮用,一般可冲泡 3~5 次。每日 1~2 袋。

【功效】益气生津,补益心脾,宁神健脑。适用于气血两虚型老年性痴呆。

⑭ 桂圆红枣茶

【原料】桂圆肉 5~10 枚,红枣 3~5 枚,乌龙茶 5 克。

【制法】将桂圆肉放入碗中,隔水蒸熟取出。将红枣用刀划破,放入茶杯中,加入桂圆肉、茶叶,用沸水冲泡,加盖闷 20 分钟即成。

【用法】代茶,频频饮用,一般可冲泡 3~5 次。每日 1 剂,当日饮完,最后嚼食桂圆肉、枣肉。

【功效】补气血,益心脾,安神定志。适用于气血两虚型老年性痴呆。

⑮ 三花活血茶

【原料】月季花、凌霄花、红花各 50 克,红茶 300 克。

【制法】三花拣尽杂物,晒干,与红茶共研成粗末,用滤纸袋分装,每袋重 10 克,备用。饮服时,每次取三花活血茶 1 袋,放入茶杯中,用沸水冲泡，加盖闷10分钟即成。

【用法】代茶，频频饮用，一般可冲泡3～5次。每日1次，当日饮完。

【功效】行气活血，通窍宁神。适用于气血瘀滞、清窍受蒙型老年性痴呆，症见眩晕头痛，时轻时重，缠绵不休，健忘逐渐加重，失眠心悸，精神不振，口唇紫，舌质有紫点或紫斑，脉细弦或细迟。

16 鸡血藤茶

【原料】鸡血藤300克，姜黄、莪术各100克，红茶400克，茉莉花50克，面粉20克。

【制法】将鸡血藤、姜黄、莪术放入锅中，加水4000毫升浸泡1小时，煮沸后改小火煎煮40分钟，滤出药汁，加水3000毫升，煮沸后改小火煮40分钟，滤出药汁。如此再熬1次，滤出药汁，去渣。合并3次药汁，加入面粉，搅匀，大火煎取浓膏。将红茶研成粗末，加入药汁浓膏，搅拌搓揉均匀，捏成团，以触之能散为度，用模具压制成小方块，低温干燥，使含水量降至3%以下，密封贮存，每次取1小块，放入杯中，用沸水冲泡后即成。

【用法】代茶，频频饮用。每日2次，当日饮完。

【功效】行气散结，通窍逐瘀，安神定志。适用于气血瘀滞、清窍受蒙型老年性痴呆。

17 丹参二花茶

【原料】丹参250克，红花100克，菊花50克。

【制法】丹参制成粗末，红花、菊花研碎，三味药拌匀，用绵纸袋分装，每袋重15克，备用。饮服时，每次取丹参茶1袋，放入茶杯中，用沸水冲泡，加盖闷10分钟即成。

【用法】代茶，频频饮用，一般可冲泡3～5次。每日1～2剂，当日饮完。

【功效】行气活血，通窍健脑。适用于气血瘀滞、清窍受蒙型老年性痴呆。

⑱ 川芎茶

【原料】川芎 250 克，香附 200 克，桑叶 150 克。

【制法】上药焙干，制成粗末，拌匀，用绵纸袋分装，每袋重 15 克，备用。饮服时，每次取川芎茶 1 袋，放入茶杯中，用沸水冲泡，加盖闷 10 分钟即成。

【用法】代茶，频频饮用，一般可冲泡 3～5 次。每日 1～2 剂，当日饮完。

【功效】行气活血，通窍健脑。适用于气血瘀滞、清窍受蒙型老年性痴呆。

⑲ 远志郁金茶

【原料】远志 10 克，郁金 10 克，橘皮 15 克。

【制法】将远志、郁金晒干，切片，与橘皮一同入锅，加水适量，煎煮 1 小时，去渣取汁即成。

【用法】当茶，频频饮用，一般可冲泡 3～5 次。每日 1 剂，当日饮完。

【功效】化痰通窍，行气活血。适用于痰瘀交阻、心窍受蒙型老年性痴呆。

⑳ 山楂荷叶茶

【原料】鲜山楂 500 克，鲜荷叶 750 克。

【制法】将鲜山楂、鲜荷叶分别洗净，晒干，共研成粗末，分装于滤纸袋中，每袋重 20 克，备用。

【用法】代茶，频频饮用，一般可冲泡 3～5 次。每日 1～2 剂，当日饮完。

【功效】燥湿化痰，开郁醒脑。适用于痰瘀交阻、心窍受蒙型老年性痴呆。

㉑ 苍术川芎三宝茶

【原料】苍术 300 克，川芎 150 克，红茶 250 克。

【制法】上药焙干，研成粗末，用绵纸袋分装，每袋重 20 克，备用。

【用法】代茶，频频饮用，一般可冲泡 3～5 次。每日 1～2 剂，当日饮完。

【功效】燥湿化痰，开郁醒脑。适用于痰瘀交阻、心窍受蒙型老年性痴呆。

22 五宝普洱茶

【原料】藿香、佩兰、竹茹、远志各50克，陈皮20克，普洱茶200克。

【制法】上药焙干，研成粗末，用绵纸袋分装，每袋重15克，备用。

【用法】代茶，频频饮用，一般可冲泡3～5次。每日1～2剂，当日饮完。

【功效】健脾化痰，醒脑安神。适用于痰瘀交阻、心窍受蒙型老年性痴呆。

23 菖蒲醒脑茶

【原料】石菖蒲250克，郁金200克，普洱茶150克。

【制法】上药焙干，研成粗末，用绵纸袋分装，每袋重20克，备用。

【用法】代茶，频频饮用，一般可冲泡3～5次。每日1～2剂，当日饮完。

【功效】化痰涤浊，开窍醒脑。适用于痰瘀交阻、心窍受蒙型老年性痴呆。